AF470429

DU SIGNE

CERTAIN

DE LA MORT

PARIS. — IMPRIMERIE DE J.-B. GROS

RUE DU FOIN-SAINT-JACQUES, 18

DU SIGNE

CERTAIN

DE LA MORT

NOUVELLE ÉPREUVE

POUR ÉVITER D'ÊTRE ENTERRÉ VIVANT

PAR

Michel-Hyacinthe DESCHAMPS

DOCTEUR EN MÉDECINE, LAURÉAT DE LA FACULTÉ DE PARIS (PRIX MONTHYON),
CHEVALIER DE LA LÉGION-D'HONNEUR,
MÉDECIN DU BUREAU DE BIENFAISANCE DU 1er ARRONDISSEMENT, ETC.

> Il n'y a pour l'homme que trois événements :
> naître, vivre et mourir.
>
> LABRUYÈRE.

PARIS

VICTOR MASSON, LIBRAIRE-ÉDITEUR

PLACE DE L'ÉCOLE-DE-MÉDECINE

1851

CHARISSIMÆ SORORIS

MANIBUS !

INTRODUCTION.

Distinguer la mort de la vie : rien, en apparence, ne semble plus facile à faire que cette distinction ; rien, en réalité, n'est plus difficile.

Au début de mes études anatomiques, je voulus savoir de Vauquelin, mon premier maître et mon ami, comment on pouvait éviter le malheur de couper un vivant pour un mort : il m'assura que le signe le plus certain de l'extinction vitale était la putréfaction. Quel fut mon étonnement, à l'ouverture d'un cadavre, de trouver les viscères bien conservés quand la paroi du ventre était déjà verdâtre, et comme putréfiée ! L'idée me vint que cette coloration pourrait bien être l'empreinte de la mort ou le stigmate cadavérique ; et cette idée, alors conjecturale, doit acquérir, je l'espère, après les recherches multipliées qui forment la base de ce travail, le plus grand degré de certitude.

Oui ! la putréfaction caractérise l'état cadavérique : c'est l'avis

unanime de tous les savants. Mais que d'obstacles à vaincre
pour mettre en usage, comme signe de la mort, l'altération putride des tissus organiques.

La putréfaction au début ne prouve rien : la putréfaction
avancée est très-dangereuse ; tel est le cercle vicieux dans lequel
tournent sans cesse les esprits. D'où il résulte que, chaque jour,
on constate légalement les décès, sans employer le stigmate
cadavérique, et ce qui est plus grave, que l'on porte en terre des
individus jugés morts, et qui, sauvés par hasard, protestent
contre ces jugements téméraires, accusant et maudissant tour
à tour et la science et les lois.

L'histoire des résurrections dans la mort apparente se compose de faits authentiques tellement nombreux, qu'il faudrait
plusieurs volumes pour les renfermer. « Chacun sait, dit
Winslow, que beaucoup de personnes tenues pour mortes sont
sorties de leurs suaires, de leurs cercueils et même de leurs
tombeaux. Il est également certain que des personnes enterrées
avec trop de précipitation ont trouvé la mort dans la tombe....
Des faits incontestables prouvent encore que des sujets livrés
trop brusquement au couteau anatomique ont donné par leurs
cris des marques certaines de vie. » Les ouvrages de Terilli,
de Forestus, de Lancisi, de Zacchias, de Bruhier, de Louis,
d'H. Chaussier, de Winslow, de Julia Fontenelle, etc, contiennent des observations médicales fort curieuses de personnes
vivantes qui avaient été considérées comme mortes. L'esprit,
frappé d'épouvante, s'arrête étonné devant ces monuments vivants de résurrections inattendues.

De l'étonnement à l'incrédulité, il n'y a qu'un pas, et ce pas
a été fait. Il y a beaucoup d'incrédules qui traitent de chimères
les inhumations précipitées, considérant comme un danger fictif

la crainte d'être enterré vivant : crainte qui leur paraît semblable aux frayeurs insensées du tyran de Syracuse et de Henri VIII pour des assassins imaginaires, aux illusions des contes fantastiques d'Hoffmann, aux terreurs religieuses de Louis XI pour la mort. Corrigeant une oraison à saint Eutrope, ce prince valétudinaire, dans un accès de superstition, disait : « que c'était assez que le saint lui fît avoir la santé du corps, et qu'il ne fallait pas l'importuner de tant de choses, » comme de lui demander la santé de l'âme.

Toutefois, à la lecture des auteurs, on ne peut se défendre d'un sentiment pénible en voyant avec quelle facilité ont été accueillis certains faits relatifs à la mort apparente. Combien ne doit-on pas effacer de ces histoires lamentables ! le scepticisme, philosophie mortelle à toute science, à toute découverte, toujours aux aguets de nos moindres défauts, s'est emparé des observations légères pour refuser d'admettre l'existence des faits positifs. Qu'importe le nombre des accidents ! *non numerandæ sed perpendendæ sunt observationes*, a dit un grand médecin. Une observation bien faite, entourée de toutes les garanties de la science, suffit pour éclairer le public sur ses intérêts, pour éveiller la sollicitude des médecins et l'attention du législateur. Chaque année la mort apparente apporte son tribut à la science : c'est un fait, c'est une vérité reconnue par toutes les personnes de bonne foi ; or, l'incrédulité n'ayant d'autres limites que les faits positifs, je renvoie les incrédules aux ouvrages de la nature. Guidés par l'observation et sans avoir l'esprit prévenu, ils ne tarderont pas à tomber sur quelque mort douteuse qui les fera eux-mêmes trembler sur les dangers des enterrements précipités.

Pour prouver qu'une telle chose est, il suffit, dit-on, de dé-

montrer qu'elle peut être : toute déduction, en bonne philosophie, qui a pour base des faits et des vérités reconnues, étant
entièrement supérieure à ce qui n'est appuyé que sur des hypo-
thèses même les plus ingénieuses. Lorsqu'on veut établir la
vérité d'un fait physique ou moral, il faut plus que de démontrer
sa possibilité, il importe, pour convaincre, d'en prouver l'existence. Prendre la mort apparente sur le fait me paraît beaucoup
plus logique que de supposer l'existence de cet état latent du
principe vital : c'est, pour ainsi dire, faire toucher au doigt et à
l'œil notre plaie sociale.

Il n'est pas question ici des personnes condamnées à être
enterrées vivantes. Dans l'histoire intitulée la *Chronique
scandaleuse*, on raconte qu'une femme a été enterrée vive
pour avoir commis un vol. Une ancienne loi, au Pérou, con-
damne à être enterrée toute vive la jeune fille (1) consacrée
au soleil et qui perd sa virginité : son amant est pendu,
et la ville natale de cet homme est vouée à la malédiction
(*Histoire des Incas*). Cette loi barbare prend une grande
importance en histoire et dans la science : elle relève **Pizarre** de
l'accusation de cruauté en ce genre portée contre lui par les nations rivales et jalouses de la conquête du Pérou ; elle donne une

(1) A Rome, lorsqu'une vestale avait trahi le vœu de chasteté, elle
était inhumée toute vive, dans un terrain particulier, nommé le
champ du crime; voilà le châtiment.

Voici la récompense réservée aux vestales fidèles à leur serment.
Placées au même rang que les généraux qui avaient reçu les honneurs du triomphe, on les inhumait dans l'enceinte même de Rome,
malgré la rigueur de la loi des XII Tables qui prohibait tout enterrement dans la ville. Vertus et gloire, également admirées, marchaient
de front chez les vainqueurs du monde.

sanction à la découverte que nous avons faite par l'étude anatomique de personnes enterrées vivantes.

Conquérir un pays a toujours été considéré comme un grand titre de gloire : sauver la vie des hommes est un titre non moins grand et plus glorieux. Quand il touche au dévouement du médecin, Voltaire abandonne l'ironie : « Conserver et réparer, dit-il, c'est presque aussi beau que faire. »

La vie n'est pas toujours facile à défendre contre les causes nombreuses de destruction qui l'environnent : elle présente même à vaincre les plus grands obstacles lorsque le principe vital est à l'état latent. *Dans le doute, abstiens-toi,* dit une sage maxime. Pourquoi tant se presser d'abandonner, d'ensevelir et d'enterrer les morts? Nous verrons que, dans beaucoup de maladies, le terme légal de vingt-quatre heures est insuffisant lorsqu'il faut distinguer la mort réelle de la mort apparente. Les sauvages ont, en vérité, plus de courage et plus d'humanité que nous; ils habillent les morts, ils récitent leurs exploits, ils leurs parlent, ils louent leurs talents, leurs vertus. Insensés, que faisons-nous! nos parents, nos amis, sont abandonnés le plus tôt possible, et véritablement, à force de précipitation, nous cessons d'être humains. Qu'on le sache bien! nous sommes tous intéressés aux améliorations de la loi des inhumations. D'après la loi de nature, l'homme redoute la *mort naturelle* autant qu'il aime la vie, et l'idée d'être enterré vivant lui fait horreur.

La mort (1) a fait vibrer les cordes de l'âme des poëtes:

(1) Malherbe, comme chacun sait, est l'auteur de la fameuse stance :

> La mort a des rigueurs à nulle autre pareilles,
> On a beau la prier,

elle a inspiré des rimes à des prosateurs. Il semble qu'ils aient eu besoin d'avoir recours au langage des dieux pour mieux graver le souvenir de la mort apparente dans la mémoire des hommes.

De la Sorinière, membre de l'Académie, termine une épitre en ces termes :

. . . .

> Car te l'avouerai sans mystère,
> Bruhier, qu'il me déplairait fort
> Bien à l'étroit dans une bierre
> De me voir vif après ma mort.

Un médecin anglais, plein du feu qui l'anime contre les apparences de la mort, s'élève au Parnasse et dit :

. . . .

> Bref, je sens qu'au bout d'un sommeil
> Un peu plus long que d'ordinaire,
> Je serais tout sot, au réveil,
> De me voir clos dans une bière.....

« Le soleil ni la mort ne peuvent se regarder fixement » (La-

> La cruelle qu'elle est se bouche les oreilles
>   Et nous laisse crier.

> Le pauvre en sa cabane, où le chaume le couvre,
>   Est sujet à ses lois ;
> Et la garde qui veille aux barrières du Louvre
>   N'en défend pas nos rois.

> De murmurer contre elle et perdre patience
>   Il est mal à propos ;
> Vouloir ce que Dieu veut est la seule science
>   Qui nous met en repos.

> Pallida mors æquo pulsat pede
>   Pauperum tabernas,
> Regumque turres.
>   (Horace, Liv. I. Od. vi.)

rochefoucault). La pensée de notre grand moraliste se retrouve dans les vers éloquents de L. Racine :

> L'instant qui nous délivre est l'instant du naufrage,
> Je le sais; mais, hélas! ennuyé de l'orage,
> Irai-je demander mon repos à la mort?
> Savants navigateurs, si c'est là votre port,
> L'asile est plus affreux pour moi que la tempête.

Nous naissons tributaires de la mort, et cependant il n'est pas donné à l'homme de connaître sa dernière heure : il ignore même à quel signe il doit distinguer quand un des siens a payé le tribut à la nature. Est-ce le sommeil éternel qui environne de ses ombres épaisses cette organisation naguère animée, puissante et belle ? A-t-il cessé de battre pour toujours le cœur en harmonie avec votre cœur? Qu'est devenue l'âme qui versait dans votre âme ses plus douces pensées? Méditez jour et nuit le problème de la mort, et plus vous méditerez, moins vous aurez d'assurance pour donner une réponse affirmative.

Un auteur qui a parcouru les sentiers épineux de la science se fait quelquefois illusion sur la valeur de son ouvrage: il est heureux. Que ne puis-je, au moment de publier ce petit travail destiné à prévenir le grand malheur des inhumations précipitées, partager la même sécurité, le même bonheur! Tout est zéphir pour lui; pour moi, tout est aquilon. Je sens mes forces prêtes à me trahir à la vue de tant d'auteurs, parmi les plus instruits et les plus célèbres, qui se sont égarés, et complétement perdus dans le labyrinthe de la mort, en quittant le véritable fil conducteur. Étrange erreur! Les savants, d'un commun accord, ont considéré la putréfaction comme le signe véritablement infaillible de la mort, et, au lieu de s'arrêter là, ils se sont lancés dans des recherches curieuses, importantes, mais inutiles et déplacées : ils ont abandonné le corps pour l'ombre.

La mort offre d'elle-même le cachet qui la caractérise : c'est une vérité incontestable ; et le cachet s'imprime au début en trace ineffaçable sur l'abdomen des cadavres. Qui a vu le stigmate mortel faire défaut? Qui a vu surtout un homme ayant le ventre coloré en vert revenir de la mort à la vie?

Les erreurs sont dans notre esprit, et non dans les actes de la divinité : la nature est toujours vraie, ce sont nos jugements qui sont faux. Si j'ai tant de confiance dans la coloration verte abdominale pour marquer la mort, c'est que la mort elle-même a toujours offert ce signe infaillible à mes yeux non prévenus. Pourquoi taire cette vérité que j'ai tant de fois vérifiée sur le cadavre? Pourquoi laisser ensevelir le fruit de mes veilles, lorsqu'il a déjà reçu la sanction d'hommes éclairés, justes et dégagés de tout intérêt personnel? C'est la grandeur du fait seul qui a dû frapper l'esprit des Adelon, des Ollivier (1) d'Angers, des J. Guérin (2), et des membres de la commission de rédaction de l'*Association normande* (Institut des provinces) (3), etc.

Dans le cours de ce travail, j'ai fait de nombreuses citations, voulant, autant que possible, rendre justice à chaque auteur qui a donné à la science des idées nouvelles. Je ne flatte point : les erreurs médicales surtout sont sérieusement jugées. Lorsque, dans la mort apparente, un médecin célèbre a coupé un vivant

---

(1) *Annales d'hygiène et de Méd. lég.*, t. XXX.

(2) *Gaz. méd.*, an. 1843.

(3) *Annuaire des cinq départements de l'ancienne Normandie* (Caen, 1850).

pour un mort, je me garde bien de céler le fait historique. Altérer sciemment l'histoire, altérer le texte d'un auteur, sont des fautes qui restent ineffaçables. Croyez-vous qu'une vérité étouffée, même à sa naissance, n'est plus la vérité ? Dirigeons tous nos soins à la connaître, tous nos talents à la manifester, et tout notre zèle à la défendre : aimons la vérité pour la vérité même, cette flamme céleste, et sans égard pour ceux qu'elle blesse. La postérité rend toujours justice à celui qui ne craint pas de dire la vérité aux hommes : c'est le lot réservé aux esprits d'une bonne trempe; c'est le lot des âmes héroïques ; c'est le lot des sages dont le monde n'est pas digne.

Lorsqu'un auteur se trompe et qu'il agit de bonne foi, il suffit de lui signaler l'erreur pour le faire rentrer de suite dans le chemin étroit de la vérité. L'écrivain qui respecte la science prend une forme polie pour exprimer ce qui est juste, ce qui est vrai : les injures ne sont pas des arguments. Un libelle avait justement offensé Buffon qui venait de préparer une réponse : « N'est-elle pas victorieuse, dit-il, à Daubenton ? Oui, répondit le sage conseiller, mais vous allez commencer la guerre que vous avez toujours évitée; et quelle victoire vaut la paix. » Notre grand naturaliste n'a pas laissé passer sous silence certaines attaques bien dirigées : il s'est défendu et noblement vengé : c'est un modèle inimitable, mais dont il faut se rapprocher.

Le Mémoire que je publie se divise en cinq parties :

La Ire partie traite de la *mort apparente*. — Convient-il, ainsi qu'on l'a fait, de donner une description détaillée de chaque maladie qui, ordinairement, produit la mort apparente ? L'idée de la mort ne viendra certes à personne, même aux plus ignorants, tant que le corps conservera le sentiment, le mouvement, les pulsations artérielles et les phénomènes respiratoires. Une maladie quelconque aboutit à un terme commun, obscur, difficile à comprendre, à saisir, à marquer du cachet de la science : c'est l'intervalle qui se trouve entre la mort et la vie, appelé tour-à-tour : *mort apparente, mort intermédiaire, mort douteuse, vie à l'état latent* : c'est le point en litige. Appliquons-nous à éclairer ce point de pathologie, que l'on peut nommer *caractère distinctif.* Après la description succinte du caractère distinctif de chaque maladie grave, je donne des observations authentiques de mort apparente.

La IIe partie est intitulée : *de la mort.* — Ayant exposé, dans les considérations générales, *les lésions fonctionnelles* et *les altérations organiques* qui entraînent la *mort sénile* ou *naturelle* : ayant donné une idée générale du *mécanisme* de la *mort accidentelle,* je m'occupe de l'analyse comparée des signes de la mort avec les symptômes des maladies et de l'insuffisance des signes de la mort. J'ai souvent cité le savant *Traité de médecine légale* de M. Orfila ; j'aurais pu le citer plus souvent encore, tant il renferme des lumières capables d'éclairer cette question, aussi ardue qu'elle est importante en médecine.

La IIIe partie contient les *Épreuves sur le cadavre* : elle a pour but de faire connaître les épreuves proposées ou tentées pour s'assurer sur le corps de l'extinction finale de la vie.

On a généralement confondu les signes de la mort et les épreuves sur le cadavre pour constater la mort : ce sont deux choses tout-à-fait distinctes. Le signe résulte d'un acte spontané de la nature : il nous arrive par l'observation : c'est la nature qui se révèle à l'homme. Dans l'*épreuve*, c'est l'homme qui interroge la nature par l'expérience. L'épreuve est de notre part un acte volontaire pour chercher dans le sein de la mort les sources de la vie.

Une épreuve mal dirigée et qui résulte de la substitution de notre volonté à la nature, ne sera jamais le point lumineux capable d'éclairer la mort apparente et de donner le signe certain de la mort. Chez l'homme, l'intelligence domine la matière, et le problème de la vie est beaucoup plus compliqué que dans les animaux. Après quelques expériences, faites sur les vertébrés, avez-vous le droit de conclure hardiment que la persistance des battements du cœur est le signe certain de la persistance de la vie? Opposant expérience à expérience, on arrache le cœur à des animaux vertébrés qui, ainsi privés de *votre signe infaillible de la mort*, se *promènent*, *nagent*, *sautent*, *pleins de vie*, sans que vous puissiez avoir conscience d'une mutilation aussi grande. Conclure affirmativement de la nature des animaux à la nature de l'homme, quant à l'essence intime de la vie, c'est s'exposer à de cruelles méprises. Quel est donc le téméraire qui s'imagine connaître le dernier refuge de la pensée? Alors que le cœur a cessé de battre, la pensée s'est-elle évanouie? Quelle est donc l'épreuve psychique, en physiologie expérimentale, qui puisse rendre apparentes les dernières traces de la psycologie humaine. Tant que la vie est à l'état latent, nous sommes plongés dans la plus profonde ignorance. Laissons à la mort le soin de mettre à jour la cessation de la vie. Toute épreuve, tout signe en dehors du stigmate cadavérique, est incertitude et déception.

L'essence de la vie est un mystère qui se dérobe complé-

tement aux investigations de la physiologie. Combien de fois,
dans le vaste champ des expériences, l'erreur ne s'est-elle
pas présentée sous les apparences de la réalité ? Chacun a
voulu saisir, de vive force, un secret qui échappe toujours.
Impatient de connaître les résultats de l'auscultation appliquée à la mort apparente, et les faits en médecine étant pour
moi très-rares, je résolus, étant aide-naturaliste au Muséum,
de soumettre à des expériences les animaux destinés à être
sacrifiés. L'auscultation, je l'avoue, occupa longtemps le premier rang pour constater la mort. Un fait négatif d'autant
plus grave, qu'il éta it mieux étudié, vint affaiblir ma conviction et diminuer l'importance de l'épreuve. Obligé de faire
périr plusieurs cochons nourris avec du lait et de la garance,
je mis en usage la submersion, l'hémorrhagie, la strangulation et l'insufflation de l'air dans les veines : cette dernière
opération fut de très-longue durée ; il se faisait un bruit particulier dans le cœur au moment du mélange de l'air et du sang : ce
bruit s'entendait à une certaine distance de la poitrine : il était
très-prononcé quand on appliquait l'oreille ou le stéthoscope sur
la région précordiale. L'auscultation du cœur et des poumons,
pratiquée à plusieurs reprises et prolongée de deux à trois
minutes, ne m'ayant fait entendre aucun bruit dans la poitrine
de ces animaux, tous me parurent également morts. Quel fut
mon étonnement, le lendemain matin, en apprenant du garçon
de laboratoire qu'un des morts était sur pattes, cherchant de la
nourriture, et qu'il avait bu du lait. Le ressuscité me décida
irrévocablement à placer le stigmate cadavérique en première
ligne pour constater la mort, parce que j'avais ausculté très-
souvent et avec beaucoup de soin cet animal qui éprouvait une
peine extrême à mourir. Ce fait négatif prend actuellement

de la valeur pour diminuer l'importance exagérée que l'on
donne à l'auscultation.

Suum cuique posteritas rependet.

(TACITE.)

L'idée première d'appliquer l'auscultation à la vérification de
la mort m'appartient : elle prend date en 1835. Il a fallu une
négligence sans égale pour commettre une injustice en attri-
buant à un autre le fruit de mes observations et de mes travaux académiques. Le droit bien établi étant imprescriptible
dans la science, je prends mon bien partout où je le trouve.
L'état de mort apparente, même scientifique, ne peut toujours
durer.

A la séance de l'Académie du 28 mars 1843, j'ai lu un
mémoire, intitulé : *Du signe certain de la mort de l'homme et
des vertébrés supérieurs*.

L'idée nouvelle se trouve consignée dans les observations de
mort apparente qui sont rapportées dans ce travail. Il y en a
qui remontent à l'époque de mon internat dans les hôpitaux de
Paris. La lecture d'un mémoire devant une Académie, *ou bien
un fait établi en public*, comme chacun sait, fixe les droits
d'un auteur aussi sûrement que s'il publiait les idées principales et accessoires qu'il expose. Chacun est libre, à son
point de vue, de profiter des idées nouvelles, de les développer
ou de les contredire, mais en indiquant la source primitive, s'il
ne veut être accusé de plagiat.

Le deuxième mémoire de mes recherches, intitulé *Précis de
la mort apparente*, etc., a été également adressé à l'Institut.
Au moment où la question des morts apparentes occupait vivement les esprits, j'ai cru devoir faire des réserves par un acte

authentique. (Ce mémoire n'a pas été lu.) L'avenir a prouvé que mes prévisions étaient justes et fondées.

Le précis de la mort apparente est, en grande partie, le premier mémoire, augmenté de tableaux synoptiques, qui, au premier coup d'œil, permettent de juger les *signes* de la mort et les *épreuves* faites sur le cadavre.

Les tableaux synoptiques servent à classer les idées principales de mes recherches : ils mettent plusieurs fois en relief l'idée nouvelle. Chaque point d'interrogation indique une épreuve douteuse, inutile ou dangereuse, consignée dans les écrits de la science. Les appareils de la digestion et de la génération ne donnent aucun signe de mort, de même que le foie, la rate et le pancréas; j'ai cru devoir les passer sous silence dans le tableau *des signes de la mort*.

Qui peut douter de mes intentions en lisant les VIe et IXe tableaux synoptiques.

L'idée nouvelle n'est point une idée jetée au hasard, sans appui, sans aucun fondement : elle est appliquée à des observations très-précises et authentiques de mort apparente; il y a plus, elle m'a servi à juger des faits antérieurs. Dans le *Précis de la mort apparente*, à l'occasion de la maladie extraordinaire du colonel Towunshend, j'ai écrit : « L'ignorance de l'auscultation seule a pu faire croire à une prétendue mort réelle et à une résurrection. » Est-ce clair? Il est vrai que je n'ai pas construit un grand échafaudage scientifique sur une erreur : les gros livres ne sont pas toujours les plus forts en arguments. Toutes les observations de mort apparente, excepté une seule, renfermées dans le mémoire que je publie en ce moment, doivent êtres connues à l'Académie des sciences. Chacun est à même de juger si M. le docteur Rayer a lu mes travaux, et surtout

l'observation publiée en 1841. Arrêtons-nous à ce dernier fait.
M. le docteur Flourens m'a adressé la lettre suivante avec l'annotation soulignée :

14 juin 1841.

Monsieur,

L'Académie a reçu *avec intérêt* l'ouvrage que vous avez bien voulu lui adresser, intitulé : *Nouvelles recherches physiologiques sur la vie,* etc. (Voyez p. 48 l'Obs.)

Cette lettre a le double avantage de prouver que mes idées sont bien connues à l'Académie ; qu'elles ne sont pas des idées d'emprunt, comme on a eu l'audace de le donner à entendre dans une autre circonstance, pour me faire un tort irréparable.

Voulez-vous m'enlever l'idée nouvelle en faveur d'un auteur quelconque ; vous devez faire au moins trois suppositions : 1° qu'il n'était pas, en 1835, au nombre des auditeurs intelligents de l'hôpital Clinique lorsque j'ai incidemment exposé la vérification des décès par l'auscultation ; 2° qu'il n'a pas lu mon travail publié et adressé, en 1841, à l'Institut ; 3° qu'il était absent de l'Académie de médecine pendant la lecture de mon premier mémoire.

L'hypothèse est-elle permise en face de la réalité ? Celui qui, le premier, fraye une route inconnue à une idée nouvelle par des faits nouveaux, sera toujours considéré, nonobstant la décision contraire d'un académicien, comme le véritable auteur d'une découverte. La seule condition pour invalider un jugement inique est de fournir des preuves irréfragables ; ce que je crois avoir fait. Multiplier les observations et les expériences, ce n'est point effacer la découverte ;

c'est fournir tout simplement un point d'appui secondaire à l'idée primitive.

Les services que nous rendons en médecine par des vaccinations nombreuses et variées, sont-ils comparables au trait de génie de la découverte de la vaccine? Une idée nouvelle est, à mon avis, plus précieuse que l'or : à chacun son lot.

L'injustice ne flétrit que l'homme injuste : elle ennoblit la victime. Jenner et Franklin passèrent à l'immortalité malgré les détracteurs qui refusèrent d'inscrire leurs grandes décou vertes sur les registres de la Société royale de Londres. Qui sait le nom des persécuteurs de Galilée? *Elle tourne cependant.....*, est une idée qui a fait le tour du monde. Il est dans la nature de certains hommes d'abaisser tout ce qui tend à s'élever par ses propres forces : les grands et les petits, dans la science, sont également tributaires de l'injustice. Cessons nos plaintes devant ces grandes iniquités, et préparons les documents utiles au jugement impartial de l'avenir : c'est le propre d'un esprit qui aime et qui cherche avec ardeur la vérité. Laharpe a dit avec raison : « Il semble que de tout temps la vérité ait eu peur des hommes et que les hommes aient eu peur de la vérité. »

La IVe partie a pour objet : *Le signe certain de la mort appliqué à la vérification de la mort.*—Toute épreuve tentée avant l'inhumation serait puérile et ridicule, quand il y a des lésions traumatiques considérables, ou des altérations organiques qui, par leur gravité, ne peuvent laisser aucun doute sur la réalité de la mort. La décapitation, la carbonisation d'une grande partie des viscères, les larges blessures et les coups de feu qui détruisent le cerveau, le cœur et les poumons, les éventrations avec rupture complète de l'aorte et destruction du foie, de l'estomac, d'une grande partie du tube intestinal, etc. entraînent avec elles la certitude de la mort. Quand il n'y aura pas désorganisation viscérale profonde, complète, il faudra, pour constater la mort, avoir recours au stigmate cadavérique.

La coloration verte abdominale est, sans contredit, le signe le plus certain de la mort : telle est ma conviction ; telle sera, je n'en doute pas, la conviction de tout médecin qui, dégagé des spéculations scientifiques, voudra étudier avec soin les phéno-mènes de la mort.

Il n'y a aucun danger à redouter du stigmate cadavérique : nous attendons bien son apparition pour les animaux destinés à notre nourriture. Ne voyons-nous pas tous les jours les gour-mets rechercher avec avidité, dans le gibier, ce point d'alté-ration de la matière animale qui la rend molle et colorée en vert : point de saturation des tissus organiques, nommé *viande faisandée*. La crainte des mauvaises odeurs répandues par le cadavre jusqu'au développement de la coloration abdominale serait donc absurde, puisque nous engloutissons dans notre estomac de la matière animale faisandée.

La vérification de la mort n'est plus un problème très-difficile à résoudre. Chacun, en voyant un corps inanimé, ayant le ventre coloré en vert, dira avec certitude : voilà un cadavre.

La Vᵉ partie est *un abrégé des lois et des coutumes funé-raires des peuples*. — Les anciens ont eu pour les morts la plus grande vénération. A Rome, le dernier asile des humains était inviolable et le lieu de la sépulture sacré : sage coutume puisée en Grèce, où le respect pour les morts fut porté à l'ex-trême. Souhaiter à quelqu'un la privation de sépulture, c'était, pour un Grec, commettre la plus grande imprécation : cette privation fut la peine réservée aux déserteurs et aux sacriléges

Les temples des divinités de la fable ont été construits sur les tombeaux des héros de l'antiquité : c'est là que les Grecs et les Romains allaient faire des sacrifices pour apaiser la colère des dieux : c'est là que les guerriers, avant le combat, sacrifiaient sur l'autel, dans l'idée de s'attirer une protection occulte et divine.

PREMIÈRE PARTIE.

DE LA MORT APPARENTE.

> « Mors certa ; mors incerta Moriendum
> esse, certum omnino ; mortuum esse
> incertum aliquando. »
>
> WINSLOW.

CHAPITRE PREMIER.

CONSIDÉRATIONS GÉNÉRALES.

Le principe vital, en tant que cause première, nous est
totalement inconnu dans sa nature intime. Réfractaire à l'observation et à l'expérience, placé aux limites les plus reculées de
l'entendement humain, il est là caché, problématique, mysté-
rieux. Depuis des siècles, philosophes et médecins rivalisent
de zèle, de courage et de talent pour soulever le coin du voile
de la création qui tient le secret de la vie. Fatale erreur ! Dieu
seul connaît la cause première de la vie. Par un effort suprême
de son intelligence, si l'homme parvenait à découvrir l'essence
intime du principe vital, il n'aurait pas besoin d'avoir recours à
la fiction ingénieuse de Prométhée dérobant le feu du ciel pour
animer sa statue : à son ordre, à sa voix, la matière inorga-

nique prendrait une forme organisée et vivante. Donnez-moi la
cause de la vie et j'animerai le cadavre !

Que le matérialiste, borné à l'horizon tracé par ses organes
des sens, s'imagine que les corps organisés tirent d'eux-mêmes
leur source de vie, leur spontanéité d'action : que le spiritualiste
fasse vibrer les cordes de son intelligence pour soutenir que
l'homme est une étincelle divine revêtue d'une enveloppe matérielle, l'âme se servant du corps comme d'un instrument, toujours est-il certain que ni l'un ni l'autre n'ont un esprit assez
juste, assez perçant, assez puissant pour résoudre le problème
de l'essence de la vie : problème éternellement insoluble d'après
les seules lumières de la raison. A tant d'efforts de l'esprit
humain, efforts vains et superflus ! on est tenté, pour démontrer
leur futilité, de dire avec le mathématicien, la preuve?..... Les
plus grands génies se sont égarés, perdus, fourvoyés dans la
recherche de l'inconnu vital. Qu'est-ce que la vie? Selon Hippocrate, c'est la nature, espèce de destin des païens; c'est l'archée
de Wanhelmont; c'est la gravitation et l'équilibre de l'école
mécanico-dynamique; ce sont les fermens de Sylvius, le pneuma
d'Athénée, l'âme de Sthal. Vivre c'est sentir, dit Cabanis.
Vivre c'est respirer. Barthez a fait du principe vital un être de
raison, une quantité algébrique servant à diriger l'ensemble des
phénomènes vitaux. Suivant de Bonald « l'homme est une intelligence servie par des organes. » La vie est un principe intérieur d'action, de changement et de mouvement d'après Kant.
G. Cuvier considère la vie comme un tourbillon rapide, compliqué, dont la direction est constante, entraînant et laissant sortir
alternativement des molécules de mêmes sortes, de manière que
la *forme* du corps vivant lui est plus essentielle que la *matière.*
« Tant que ce mouvement subsiste, le corps où il s'exerce est
vivant; il vit. Lorsque le mouvement s'arrête sans retour, le
corps meurt. » L'inconnu à dégager est de faire connaître la

cause qui met en jeu le tourbillon vital : le tourbillon lui-même ne rend compte que des forces physiologiques inhérentes à la matière organisée. La définition proposée par Bichat roule dans un cercle vicieux quand il dit : « La vie est l'ensemble des phénomènes qui résistent à la mort. » Selon M. Rostan « la vie n'est que le jeu, l'action des organes. » Dutrochet (1) soutient que l'oxygène est l'aliment de la vie ; il suppose que « la saturation d'oxygène sénile anéantit nécessairement la combustion organique vitale, c'est-à-dire la vie. » Novalis dit également que la vie est une oxydation forcée.

Arrêtons-nous à ces exemples qui montrent le principe vital considéré tour à tour comme la cause ou le résultat de l'organisation animée. Quoique fort riche par son propre fonds, J.-J. Rousseau avoue humblement, ce qui n'est pas sa coutume, « qu'il a fait tous ses efforts pour concevoir une molécule vivante, sans pouvoir en venir à bout (2). »

La vie est une cause dont la mort est l'effet nécessaire. Tout être organisé naît, vit et meurt : c'est la loi commune. Les êtres inorganiques ou les minéraux étant dépourvus de filiation et de vitalité ne meurent point ; ils augmentent, ils diminuent alternativement de masse, de volume, de cohésion, sous l'influence des forces physiques. Kant prétend que la cause du mode d'existence de chaque partie du corps vivant est contenu dans le tout, tandis que, dans les classes mortes, chaque partie la porte en elle-même. Terminons par cette pensée profonde de Shakspeare.

> *To be, or not to be.*
> *That is the question.*
>
> (T. D'HAML.)

Être ne plus être, voilà toute la question.

(1) *Mémoire sur l'usage physique de l'oxygène,* 1832.
(1) *Émile,* t. III, p. 30.

Appréciable à nos sens et à notre esprit dans les lois ou causes secondaires et dans les phénomènes qu'elles produisent, le principe vital éprouve des variations curieuses qu'il importe d'étudier dans l'échelle des êtres. Il n'est pas toujours sensible, évident, accentué, très-apparent; il se voile, il se cache, il disparaît à nos investigations, il revêt une forme nouvelle: c'est l'état latent. Aucun acte ne traduit plus la sensibilité et la contractilité, principaux attributs de la vie. Le corps vivant paraît un cadavre; telle est la mort apparente.

La mort apparente n'est évidemment que le principe vital à l'état latent. Considéré à tort comme une exception, cet état particulier des êtres animés qui, par ses terribles conséquences, fait tressaillir le cœur des plus forts à l'idée d'être enterrés vivants, est cependant un état naturel, très-fréquent, variable selon les circonstances, variable suivant le genre de mort, variable surtout dans les espèces animales. Cette forme insolite du principe vital mérite d'être appréciée quant à sa durée et quant à sa manifestation dans les deux règnes principaux de la nature.

La ligne de démarcation entre la vie et la mort n'est donc pas, même à l'état normal, nette et tranchée, comme on le croit communément. « Entre la mort et la vie il n'y a souvent, dit Buffon, qu'une nuance si faible, qu'on ne peut l'apercevoir même avec toutes les lumières de l'art de la médecine et de l'observation la plus attentive. » Il y a toujours un passage, une transition insensible qui n'est pas la vie, qui n'est pas la mort, qui est un état mixte pendant lequel les forces de la vie nous paraissent sans activité, sans influence sur l'organisation. Que faut-il au principe vital pour reprendre son essor, son activité, pour se dégager des liens qui le retiennent captif? Un peu d'eau, un peu de lumière, de la chaleur. Ces agents physiques

(1) *Hist. Natur.*, t. V, p. 3.

suffisent pour imprimer l'élan vital à une infinité de plantes et d'animaux.

Le principe de la vie a donc la singulière propriété de rester à l'état latent dans toute la nature animée: il obéit en totalité à la loi de l'intermittence d'action partielle des organes. Le règne végétal nous offre une grande quantité de plantes qui se dessèchent dans la mauvaise saison et qui reprennent leur activité au printemps. Quel plus beau spectacle que ces vastes forêts qui, en été, nous présentent l'image de la vie sous tant de formes, et qui, en hiver, semblent soumises à l'empire de la mort !

Avant les travaux de Spallanzani on se faisait une idée très-vague de la force latente de l'indestructibilité des germes: c'est le savant italien qui a prouvé toute la puissance de réaction des forces cachées de la vie pour s'opposer à la destruction des germes: c'est lui qui a fait voir que la force vitale, *vis vitæ* se réfugie dans les germes pour y rester en réserve pendant de longues années. Chaque œuf, chaque semence, demeurent en état d'inertie, véritable mort apparente, jusqu'au moment où l'agent physique vient réveiller la vie qui sommeille. Dutrochet a vu des graines abandonnées, ayant leur organisation intacte, germer après une conservation de plus d'un siècle. Les graines de céréales trouvées près des momies d'Égypte, mises en terre ont reproduit des végétaux, malgré leur ancienneté. D'où il résulte, comme l'observe judicieusement Muller, que la force latente du germe simule l'état de mort.

Les signes de l'extinction finale de la vie ne sont, d'après certains auteurs, réellement marqués, positifs, évidents, que chez les êtres organisés qui ont une grande activité vitale. Cependant plus la structure est complexe, plus les effets qu'elle produit sont nombreux, variés et difficiles à saisir. On démontre en mé_ canique que plus une machine est compliquée, plus elle a de tendance à se déranger, à se détériorer, à se détruire. Au dernier degré de l'échelle animale, l'oscillation du principe vital diffère à peine de l'agitation physique des corps amorphes.

Le temps pendant lequel le principe de la vie demeure dans un état de repos ou d'inertie varie beaucoup suivant les espèces. De même que les germes, de même que les plantes avec lesquelles ils ont été longtemps confondus, les zoophites ou radiaires restent pendant de longues années sans donner signe d'existence. Fontana s'est livré à des expériences curieuses sur l'irritabilité et la durée de la vie latente de certains infusoires. Ayant conservé le rotifère pendant deux ans et demi dans une terre sèche exposée au soleil, il le ranima tout-à-coup en laissant tomber sur lui quelques gouttes d'eau. Un autre rotifère desséché sur une plaque en verre et devenu semblable à de la colle sèche, revint à la vie sous l'influence du même procédé. Les ouvrages de Spallanzani, de Haller, de Swammerdam, renferment de nombreuses histoires de semblables résurrections. Comment expliquer cette mort apparente si prolongée, image de la mort réelle, du rotifère, de l'anguille des gouttières? Comment une goutte d'eau suffit-elle à ranimer ces corps vivants plongés dans l'inertie?

A mesure que l'on s'élève dans la série zoologique, le phénomène peu connu du principe vital offre un plus grand degré d'intérêt. Parmi les mémoires de l'Académie, Lecat a produit un travail sur les animaux vivants trouvés au centre des pierres. On sait que des batraciens ont été découverts pleins de vie dans le tronc des arbres, dans l'épaisseur des murs, en un mot, dans des positions contraires aux lois de la vie. Herissan s'est beaucoup occupé des faits de cette nature. M. Edwards, dans ses expériences, a observé que les crapauds pouvaient vivre très-longtemps renfermés dans du plâtre solide. Quelle est donc encore cet état curieux et particulier des animaux durant leur séjour prolongé dans des conditions aussi nouvelles?

L'hivernation est une autre variété de mort apparente, périodique, commune à un grand nombre de vertébrés. Elle nous intéresse particulièrement chez les mammifères tels que les loirs, les marmottes, les chauve-souris, les hérissons, et certains rongeurs de l'Asie observés par Pallas; chez les reptiles indigènes qui passent l'hiver dans un état de torpeur, dans un sommeil léthargique voisin de la mort. Les opinions les plus étranges ont été émises sur la vitalité obscure de ces animaux. Harvey dit : « Il y a des animaux à sang chaud qui vivent longtemps sans pouls; quelques-uns demeurent cachés sous terre pendant tout l'hiver, et ils vivent quoique leur respiration s'arrête, quoique leur cœur soit sans mouvement. » Chez les hivernans la digestion est arrêtée : le sang reçoit ses matériaux de la graisse qui rentre dans les voies circulatoires par le système absorbant. La circulation et la respiration sont à peine appréciables, et la chaleur ne s'élève guère de plus de 2° au-dessus de la température du lieu où se sont retirés les animaux ; température qui ne baisse jamais au-dessous de 0.

L'homme ne jouit pas du privilége de suspendre longtemps l'activité de ses fonctions organiques. Tant que la vie existe, elle se fait toujours un peu sentir, quoiqu'à des intervalles très-variables. A l'aide des nouveaux moyens d'investigation et surtout de l'auscultation, la médecine, plus éclairée qu'autrefois sur le mécanisme des organes internes, écoute la vie aux portes de la mort, et triomphe plus aisément des erreurs de diagnostic et des fausses apparences de la mort. Pour avoir une juste idée de la puissance médicale, il a bien fallu assister aux derniers moments de la vie, entendre le râle de l'agonie, percevoir avec l'oreille la dernière contraction du cœur, voir la mort en face. Etude pénible, affreuse, qui fut couronnée du plus doux succès, puisqu'elle nous aconduit à sauver des victimes de l'ignorance, qui eussent été infailliblement enterrées vivantes.

La description des derniers moments de l'homme, dans les maladies, est une des belles pages de Celse. Au point de vue physiologique, Bichat s'est occupé de constater, en même temps que les médecins Italiens, les modifications graduelles qui surviennent dans les organes de la vie animale. Il a observé que les sucs digestifs dissolvent encore, dans l'estomac, les aliments qui s'y trouvent et sur lesquels les parois irritables du viscère peuvent agir; que la nutrition continue dans certains tissus épidermiques; ainsi les ongles poussent, les cheveux croissent: que les sécrétions ne s'arrêtent qu'avec une extrême lenteur; enfin, il a observé que cette marche lente, graduée, insensible de l'extinction finale de la vie végétative, arrive aussi bien dans la mort subite que dans les morts naturelles et accidentelles. A ce sujet le professeur Adelon dit : « Si l'on a vu le rectum et la vessie se contracter sur les cadavres et accomplir les fonctions d'excrétion, si l'on a vu l'utérus effectuer l'accouchement, » c'est que les organes de la vie végétative n'étaient pas morts. Mettre en doute la réalité de la mort, n'est-ce pas triompher indirectement de ses fausses apparences?

L'effet de la résistance de l'organisme est latent; il se dérobe toujours aux yeux des observateurs superficiels; il ne saurait tromper la vigilance et la perspicacité des médecins. Ceux-ci, d'accord avec Bruhier et Winslow, savent que le froid du corps, la pâleur du visage, le silence des sens, la perte des mouvements volontaires, l'arrêt de la circulation et de la respiration et même la rigidité du corps, signes de mort certains pour le vulgaire, ne sont que des formes trompeuses et des signes aussi équivoques de la mort réelle que le coloris du visage, la chaleur du corps et la mollesse des parties flexibles sont des signes incertains de la vie.

La certitude de la mort se caractérise par deux signes positifs : l'un, physiologique, nous est révélé par l'auscultation qui traduit les derniers battements du cœur ; l'autre, anatomique, marque l'organisation du sceau de la mort par la coloration ventrale cadavérique. Ce dernier signe, tiré de la ruine des forces de l'organisme, est le seul moyen infaillible pour éviter les inhumations précipitées. Il sépare nettement la mort réelle de la mort apparente.

Dès la plus haute antiquité, l'image fallacieuse de la mort a été prise pour la mort elle-même. L'histoire enseigne que, dans les temps fabuleux, Sérapis, Esculape, Hermès, ont rappelé à la vie des malades tombés dans un état de mort apparente. Platon nous a transmis des observations de morts revenus à la vie. Asclépiade, qui florissait au temps de Pompée, se fit un nom célèbre en prouvant que l'on portait en terre une personne vivante. Démocrite composa son traité *περί απνου* à l'occasion d'une femme qui resta pendant sept jours dans un état de mort apparente : il s'est élevé avec force contre l'incertitude des signes de la mort. Nous trouvons des récits semblables attribués à Héraclide de Pont et à Plutarque. Plusieurs fois, au moment de l'inhumation, Apollonius sauva des horreurs de la sépulture, certains hommes qui étaient frappés de mort apparente. Ces erreurs funestes devinrent si nombreuses, à mesure que l'on fit plus d'attention, que les Grecs nommèrent *υστεροπστμί*, les asphyxiés échappés à la mort : ceux-ci étaient baptisés de nouveau, et ils ne pouvaient rentrer chez eux que par un trou fait exprès dans la muraille.

Celse, dont le texte a été bien compris par Louis et mal interprété par Bruhier et ses compilateurs, blâme l'opinion de Démocrite sur l'incertitude médicale touchant les signes de la mort réelle : il prétend que les ignorants seuls peuvent se tromper et devenir la cause nécessaire des enterrements prématurés. Un chapitre de l'*Histoire naturelle* de Pline est intitulé ainsi : *Qui elati revixerint*, hommes revenus de leurs funérailles. Ces malheurs, qui deviennent un peu fabuleux dans son récit, lui font dire : « *Hæc est conditio mortalium : ad has, et ejusmodi occasiones fortunæ gignimur, uti de homine ne morti quidem debeat credi* (1). Idée juste, traduite par M. Ajasson : « Telle est la condition des mortels, et nous sommes à un tel point le jouet de la fortune, que nous ne sommes sûrs de rien, pas même de la mort d'un homme. » Que de fois un souffle de vie nous échappe, et combien les signes de la mort sont vagues, obscurs et trompeurs, nous dit le savant Terilli! En voici un exemple curieux : Fischer rapporte que, pendant la décision que l'on prenait de faire la nécropsie d'un homme jugé mort, celui-ci ouvrit les yeux, se leva et s'enfuit (2). Winslow (3) qui, deux fois, faillit être enterré vivant, présenta, en 1740, à la Faculté de médecine de Paris, une thèse sur l'incertitude des signes de la mort et sur l'abus des enterrements précipités : travail consciencieux et modeste qui retentit avec éclat dans le monde savant. Thouret, ancien doyen de la Faculté de médecine de Paris, chargé de présider aux exhumations du cimetière des Innocents, ayant observé qu'un grand nombre de cadavres et d'ossements se trouvaient dans une position nouvelle et opposée à l'ordre régulier de l'ensevelissement, fut pénétré de l'idée que de prétendus morts étaient revenus à la vie dans la tombe. Pour éviter qu'il ne lui arrivât une fin si tragique, il voulut, par testament, qu'on ne procédât à ses funérailles qu'après la putréfaction avancée de son corps. Chacun comprit aisément que la putréfaction était le signe positif de la mort, et que tous les autres signes devenaient négatifs. Attendre que les cadavres soient pourris en grande partie, moyen préconisé depuis par

(1) *Hist. Nat.* de Pline, t. I, l. vii, p. 133, an 1831.

(2) *De Senio*, XLVI.

(3) Diss. *an mortis incertæ signa minus incerta a chirurgicis, quam ab aliis experimentis?*

tant de médecins célèbres, parut une tâche au dessus des forces humaines et contraire à la salubrité et à l'hygiène publique. Thiery approuve la putréfaction comme le signe indubitable de la mort. Il admet trois genres de mort distincts : l'état de mort réelle, qui existe lors même que nous ne pouvons en avoir la certitude; l'état de mort apparente, qui explique les nombreuses résurrections d'outre-tombe; enfin l'état de mort intermédiaire ou des agonisants. Les deux derniers genres sont évidemment de même nature, c'est la mort apparente; c'est l'état de vie latent pris souvent pour la mort réelle et devenant la cause ordinaire des inhumations précipitées. **Dans son enfance,** Pascal a échappé à ce danger : on l'avait jugé mort, il était vivant.

Des faits très-nombreux, consignés dans les écrits de la science et entourés de toutes les preuves de l'authenticité, démontrent que de prétendus morts se sont retournés dans leurs cercueils, qu'ils se sont levés de leurs sépulcres; que d'autres ont été trouvés loin de leur bière, ayant expiré sur les degrés de leurs caveaux funéraires. Quelques-uns, parvenus a déchirer leurs linceuls, se sont dévorés les membres. Spectacle horrible! des femmes, au rapport de Th. Bartholin, sont accouchées dans la tombe! A Rome, Acilius Aviola et les préteurs Tuberon et Lamia, asphyxiés et jugés morts, revinrent à la vie sur le bûcher funéraire. Le lecteur qui voudra se faire une idée des catastrophes survenues dans la nuit des tombeaux, pourra consulter les ouvrages de Winslow, de Louis, de Thiery, d'Amatus Lusitanus, de Lancisi, de Terilli, de Pineau, de Durande, de Pechlin, de Falconnet, de Hondorff, de Kirchemayer, etc., etc.

Bruhier, qui s'est particulièrement occupé à recueillir les accidents causés par la mort apparente, rapporte à lui seul 181 observations dont il a paru instructif de faire le détail suivant : 56 individus enterrés vivants, ou bien ouverts avant la mort.

53 revenus spontanément à la vie quand ils étaient déjà ensevelis ou renfermés dans le cercueil, ou, enfin, qui se cassèrent
la tête contre le plancher de leur étroite prison, comme le firent
le Dr Scott, l'empereur Zénon, un religieux de Saint-François ;
72 réputés morts sans l'être réellement, et qui sont sortis de
leur sommeil léthargique. Pour combattre avec avantage l'abus
des enterrements prématurés, Molière, notre grand réformateur
de coutumes vicieuses, lance le trait de satire le plus perçant,
il dit :

> Qui tôt ensevelit, bien souvent assassine,
> Et tel est cru défunt qui n'en a que la mine.
>
> C. DE L'ÉTOURDI, acte II, sc. 2.

En Allemagne, Hufeland, convaincu de l'incertitude des
signes physiologiques pour caractériser la mort, a cherché à
mettre en pratique le signe fourni par le cadavre lui-même. Il a
proposé d'attendre la putréfaction avancée comme étant la
marque infaillible de la mort, et de créer des maisons mortuaires
pour y déposer les cadavres jusqu'au développement des phénomènes putrides. Ce savant illustre eut le bonheur d'être entendu
et de pouvoir modifier les coutumes vicieuses de son pays, à
l'égard des décès. La France, à part quelques grandes villes,
n'offre aucune garantie pour s'opposer aux inhumations précipitées. Dans l'état actuel de la science et de la législation, tout
Français peut, à juste titre, redouter d'être enterré vivant.

La mort douteuse est fréquente, et par cela même redoutable ;
elle puise sa source, tantôt dans l'état pathologique des organes
de la vie de relation, tantôt dans les maladies des organes de
la vie végétative, tantôt enfin dans les affections pulmonaires,
au foyer central de la vie. Chaque maladie ayant des caractères
distinctifs qui lui sont propres, nous allons, dans des descrip-
tions rapides, chercher à éclairer ce point obscur où le principe
vital devient de moins en moins apparent.

1ᵉʳ TABLEAU SYNOPTIQUE.

MALADIES DU SYSTÈME NERVEUX.

1° *Névroses du mouvement.* — La catalepsie.
— Le tétanos.
— L'éclampsie.
— L'épilepsie.
— L'apyrexie des convulsions.
— L'extase.
— La léthargie.

2° *Névroses du sentiment.* — L'hystérie.
— L'hypochondrie.

2° *Névroses du système muqueux.* — La gastralgie.
— L'entéralgie (Ileus, coliques nerveuses).

4° *Névroses du système musculaire.* — L'angine de poitrine.

Pour compléter ce tableau nous devons ajouter :

1° La fièvre intermittente algide.
2° La commotion cérébrale.
3° La commotion électrique.
4° Le narcotisme.
5° Les passions.
6° Les paralysies par lésions traumatiques du cerveau et de la moelle épinière.
7° Les impressions vives sur les organes des sens.
8° L'apoplexie et le coup de sang.

IIe TABLEAU SYNOPTIQUE.

MALADIES DE L'APPAREIL CIRCULATOIRE.

La Syncope
ou la suspension du
cours du sang.
Elle est :

Idiopatique, lorsqu'elle résulte des affections du cœur, des artères et des veines.

Symptomatique, dans un grand nombre de maladies ; elle survient dans les fièvres éruptives (variole, rougeole, scarlatine, miliaire). Dans les fièvres, en général, elle constitue l'accident le plus grave nommé *fièvre syncopale*. On la redoute dans les métastases subites qui accompagnent les arthrites goutteuses, rhumatismales, dans la répercussion des virus psorique, herpétique ; dans les évacuations abondantes, dans les hémorrhagies capillaires, artérielles et veineuses, dans la compression des centres nerveux, etc.

Sympathique — Les vers chez les enfants, les passions, la piqûre d'un nerf, les affections nerveuses, les tranchées utérines et intestinales, les grandes opérations chirurgicales, la simple piqûre de la saignée, les odeurs suffisent pour produire la syncope.

Il en est de même de l'introduction de l'air dans les veines.

IIIᵉ TABLEAU SYNOPTIQUE.

MALADIES DE L'APPAREIL RESPIRATOIRE.

Iᵉʳ ORDRE. — Asphyxie par interruption des Phénomènes chimiques de la Respiration.

Iʳᵉ ESPÈCE.	IIᵉ ESPÈCE.	IIIᵉ ESPÈCE.	IVᵉ ESPÈCE
Par défaut d'air atmosphérique.	*Par des gaz non respirables* ou Asphyxies gazeuses négatives.	*Par des gaz irritants, délétères ou toxiques,* ou Asphyxies gazeuses positives.	*Par défaut d'hématose.*
—	—	— Hydrogène sulfuré. (Ex. : gaz des fosses d'aisance, plomb.)	—
— Air non renouvelé. (Ex. : spectacles, prisons, vaisseaux.)	— Hydrogène.	— vapeurs méphitiques des égouts, des puits, des citernes, etc.	— Paralysie des poumons.
— Raréfaction de l'air. (Ex. : ascension dans les aérostats, élévation sur la cime des montagnes.)	— Azote.	— Hydrogène phosphoré	— Asphyxie des nouveau-nés.
— Effet du boulet passant devant la bouche pendant l'inspiration.	— Protoxyde d'azote.	— telluré.	— Action de la foudre.
— Suffocation par la chaleur. (Ex. : raffineries, étuves, incendies, boulangeries, etc.)	— Hydrogène percarboné (gaz de l'éclairage).	— arséniqué.	— Metastases goutteuses rhumatismales.
— Submersion.	— Oxyde de carbone.	— potassié.	— Le froid ou la congélation.
— Strangulation.	— Vapeurs du charbon.	— Acide chlorhydrique.	
— Le vide de la machine pneumatique.	— Acide carbonique. (Ex. : vapeurs des fours, des marais, des substances en fermentation, etc. . . . . .)	— iodhydrique.	EXPÉRIENCES SUR LES ANIMAUX.
		— nitreux.	— Section des pneumogastriques.
		— sulfureux.	— Section des nerfs laryngés.
		— fluorique.	
		— fluorique silicé.	
		— hydrocyanique.	
		— Le chlore.	
		— L'oxyde de chlore.	
		— L'acide chloreux.	
		— chloroxycarbonique.	
		— Le cyanogène.	
		— L'ammoniaque etc.	

IVe TABLEAU SYNOPTIQUE.

MALADIES DE L'APPAREIL RESPIRATOIRE.

IIe ORDRE. — Asphyxie par interruption des Phénomènes mécaniques de la Respiration.

Ve ESPÈCE.	VIe ESPÈCE.	VIIe ESPÈCE.
Privation d'hématose par cause nerveuse.	*Privation d'hématose par cause mécanique extérieure.*	*Privation d'hématose par cause mécanique intérieure.*
— Les névroses en général. (Ex. : hystérie, tétanos, épilepsie.) — La paralysie des muscles de la poitrine déterminée par : 1° La compression de la moelle, 2° la section de la moelle, 3° le choc électrique et la foudre, 4° la luxation des vertèbres cervicales, 5° la fracture de ces vertèbres avec altération de la moelle au-dessous de l'origine des nerfs phréniques, etc.	— Suffocation, entrée de l'air empêchée par un obstacle extra-thoracique. Ex. : Tumeurs en dehors de la trachée, du larynx, aux amygdales, à la base de la langue : polypes des fosses nasales ; compression du ventre et des parois de la poitrine). — Suffocation, entrée de l'air empêchée par un obstacle intra-thoracique. (Ex. : Compression des poumons par des fluides gazeux, liquides, par des tumeurs dans les plèvres et les médiastins, et dans le péricarde ; par des corps étrangers volumineux dans l'œsophage. — Gaz, liquides ou solides, contenus dans le ventre et qui refoulent le diaphragme. — Hernie des poumons à travers une large plaie. — Plaie du diaphragme et refoulement des viscères dans la cavité thoracique.	— Suffocation causée par des corps étrangers introduits dans les voies respiratoires. (Ex. : un grain de raisin suffoqua Anacréon, ce peintre aimable des grâces.— Une clef étouffa le poëte Gilbert.) — Pseudo-membranes du croup. — Emphysème pulmonaire. — Phthisie tuberculeuse. — L'hépatisation, l'engouement et la splénisation des organes pulmonaires. — L'apoplexie des poumons. — OEdème de la glotte, etc.

Art. Ier. — DE LA CATALEPSIE.

Caractères distinctifs. — La catalepsie est une affection
intermittente et apyrétique du cerveau, qui se caractérise ainsi :
trouble profond du sentiment et des facultés intellectuelles, rigidité partielle ou générale du système musculaire, flexibilité
des articulations qui nous permet de changer en divers sens
les positions de la tête, du tronc et des membres ; positions
nouvelles qui restent fixes comme celles de l'attaque. La raideur automatique des membres manque dans certaines circonstances. Dans le service des aliénées, à la Salpétrière, j'ai
vu la contraction musculaire varier dans les attaques, siéger
alternativement au col, aux extrémités inférieures et plus
souvent aux membres thoraciques. La respiration devient insensible quand la convulsion frappe les muscles inspirateurs.
Le visage, ordinairement pâle, décoloré, est quelquefois vif et
animé ; les yeux sont ouverts, fixes, immobiles et se dirigent en
haut. Le pouls petit, rare, devient imperceptible. La température du corps est très-variable.

Ire Observation. — J. Fontenelle cite un fait très-curieux :
« Une dame, à la suite d'un accès de catalepsie, resta sans pouls
et sans respiration ; ne pouvant lui tirer du sang, en lui ouvrant la veine, on la crut morte, et l'on fit les apprêts de son
enterrement. Cependant, soupçonnant que tout espoir n'était
pas éteint, on tenta divers moyens de rappel à la vie ; les stimulants réussirent parfaitement. Lorsqu'elle fut complétement
rétablie, elle déclara qu'elle avait vu tous les apprêts qu'on
faisait pour l'ensevelir, et qu'elle se trouvait dans une anxiété
inexprimable, qu'elle ne pouvait absolument faire connaître par
aucun moyen. Elle comparait sa situation à celle où l'on se
trouve dans certains songes, quand on ne peut ni parler, ni
marcher. »

IIᵉ Observation. — Bertholon rapporte que, par l'électricité, on a guéri, en 1782, une femme sujette à la catalepsie, qui, dans un de ses accès, resta plus de trente jours dans un état d'immobilité parfaite, sans boire ni manger.

Art. II. — DU TÉTANOS.

Caractères distinctifs. — Rigidité musculaire pendant la vie, qui attaque certaines parties du corps et même tous les muscles de la vie animale. Fixée à la mâchoire, c'est le *trismus;* limitée en avant, en arrière ou sur les côtés du corps, cette convulsion musculaire se nomme *opisthotonos, emprosthotonos* et *pleurosthotonos*. Est-elle générale, elle rend le corps raide, inflexible et immobile comme une statue: les doigts seuls ne sont pas convulsés, d'après Sprengel.

L'état tétanique dure 7, 8, 10 et même 40 jours. Il entraîne dans une période extrême la perte des sens et des facultés intellectuelles. Il détermine un trouble si profond dans les organes circulatoires et respiratoires, que le pouls et que l'entrée et la sortie de l'air dans les poumons deviennent imperceptibles.

Art. III. — DE L'ÉCLAMPSIE.

Caractères distinctifs. — Convulsion épileptiforme qui attaque les femmes vers la fin de la grossesse, pendant l'accouchement et après la délivrance. Le début de l'accès, quelquefois brusque et instantané, se caractérise par des mouvements convulsifs du visage, qui dégénèrent rapidement en convulsions générales énergiques, au tronc et aux membres. Phénomène curieux! Les muscles de la vie organique restent intacts au milieu de ce profond désordre du système musculaire de la vie animale: l'utérus seul, fortement sollicité par les contractions synergiques des parois, se débarrasse quelquefois du produit de la conception avec une rapidité étonnante. Dans l'apyrexie, j'ai observé sur des femmes en couches, à la Maternité, une raideur générale tétanique de courte durée. La résolution de tout le corps en a imposé pour la mort réelle.

IIIe OBSERVATION. — Après un accouchement laborieux, la femme P..., jardinière, était raide et droite comme une planche, froide comme un marbre, son mari la croyait morte, lorsque je lui donnai les soins qui la rappelèrent à la vie.

Pendant l'attaque, le coma entraîne la perte absolue de connaissance: le refroidissement des membres est extrême; la peau décolorée, pâle, reste insensible à l'action des stimulants. La respiration, d'abord stertoreuse et bruyante, devient ensuite plus paisible et semble tout-à-coup arrêtée, suspendue: le pouls, très-variable, s'échappe de l'artère radiale. Il y a une salive écumeuse à la bouche. Les attaques varient de plusieurs heures à plusieurs jours: alors c'est une série d'accès continus qui composent l'attaque éclampsique.

Les phénomènes de l'hystérie et de l'épilepsie se confondent totalement avec l'éclampsie au moment de l'accouchement. On a considéré cette maladie comme l'apoplexie des nouvelles accouchées. Éclampsie vient d'ἔκλαμψις, lumière éclatante ; scintillation du feu vital.

Les enfants, pendant le cours de la dentition, sont en proie à des convulsions qui ont été comparées, soit à l'éclampsie, soit au vertige épileptique.

ART. IV. — DE L'ÉPILEPSIE.

CARACTÈRES DISTINCTIFS. — Les caractères principaux de cette névrose apyrétique, chronique et intermittente du cerveau, sont, d'après Georget :

« La perte subite complète et profonde de connaissance. — Des convulsions plutôt tétaniques que cloniques. — L'intensité plus grande des convulsions d'un côté que de l'autre, d'où la distorsion de la bouche, des yeux, la contorsion de la tête, etc... — La turgescence violacée ou livide de la face, subitement remplacée, vers la fin de l'attaque, par une pâleur extrême et une légère altération des traits. — La sortie d'une bave écumeuse par la bouche. — Un état d'aberration mentale ou au moins d'hébétude après l'attaque. »

A l'invasion de l'attaque, le malade jette un cri, tombe comme frappé par la foudre ou comme un animal qu'on assomme par un violent coup sur la tête. Les parois du thorax étant fixes, les pupilles immobiles et tous les organes des sens insensibles, on a pris cet état maladif pour une mort réelle.

IVe OBSERVATION. — Le docteur Bressant a fait connaître qu'à Clairvaux un carme, nommé Renaud, eut un accès d'épilepsie si long, que, le croyant mort, son corps fut déposé dans le caveau du couvent. Le lendemain on reconnut que la pierre qui en fermait l'entrée était dérangée. On s'empressa de l'ouvrir, et l'on trouva ce malheureux mort et couché sur l'escalier, près de l'ouverture du caveau, ayant les bouts des doigts très-écorchés (1).

ART. V. — **DE L'EXTASE.**

CARACTÈRES DISTINCTIFS. — L'habitude de la méditation, la vie contemplative et ascétique ont jeté certains individus dans une rêverie profonde, voluptueuse, avec perte de mouvement et de sentiment. L'insensibilité parvient à un tel degré, que ni les piqûres, ni les irritants, ni même le feu, ne sont capables de

(1) Julia Fontenelle, *Rec. médic. lég.*, etc., p. 168.

faire changer la position des extatiques. A leur réveil, ils racontent les choses étonnantes qui tiennent du délire de leur imagination. Les sybilles, à Rome, les sorciers, en France, n'étaient que des extatiques, brûlés vifs dans notre pays, et qu'il valait mieux traiter et guérir. L'extase, variété de l'aliénation mentale, est une véritable monomanie.

Dans cette névrose, la position que le malade avait avant l'accès se conserve comme dans la catalepsie : la différence essentielle qui les distingue repose sur l'état des facultés intellectuelles, exaltées et conservées chez les extatiques, troublées et presque anéanties dans les cataleptiques.

En Laponie, il y a des individus qui simulent cette maladie. Les fourbes se font garder à vue, et ils font bien ; car, dans une épreuve d'aussi longue durée, ils seraient certainement enterrés tout vifs. Richelieu fit brûler comme sorcier le curé Urbain Grandier, parce que les religieuses qu'il dirigeait, voulant passer pour démoniaques, entraient en extase à volonté.

Ve OBSERVATION. — Hoyer rapporte le fait suivant : « Une fille mélancolique et aimant la solitude, s'étant imaginée voir un esprit, fut frappée d'une terreur et d'une stupeur qui lui donnèrent la fièvre avec inquiétudes, délire, défaillances, etc... Elle resta enfin comme morte, sans respirer et sans sentir ni la brûlure, ni les piqûres. Elle était dans cet état depuis vingt-quatre heures, si bien réputée morte, qu'on pensait à l'enterrer. Son médecin, qui revint heureusement de la campagne, l'ayant examinée avec soin et ayant entrevu quelques signes de vie équivoques, lui fit avaler insensiblement quelques volatils spiritueux qui la firent revenir à la vie. »

ART. VI. — LÉTHARGIE.

Léthargie et mort apparente sont deux mots synonymes dans le monde.

Les médecins ont classé la léthargie parmi les affections soporeuses : c'est le *coma soporiferum* de Forestus, le *cataphora coma* de Sauvages. Le premier degré de cette singulière maladie est le *coma somnolentum*, et le dernier, le *carus, l'assoupissement carotique*. On a vu des léthargies héréditaires et intermittentes.

CARACTÈRES DISTINCTIFS. — Le sommeil léthargique est l'image du sommeil de la mort. En voici le tableau : visage pâle, décoloré, froid ; pouls grêle ou imperceptible ; perte des facultés intellectuelles, du sentiment et du mouvement volontaire ; insensibilité absolue aux piqûres, aux brûlures, aux violentes secousses imprimées à tout le corps ; respiration presque insensible. Toutes les forces vitales semblent anéanties dans l'assoupissement carotique. A son réveil, le léthargique n'a pas conscience de sa position, ni des impressions qu'il a reçues. Dans les premiers instants la mémoire est tellement fugitive, que les connaissances acquises sont altérées, détruites, entièrement perdues. Un de mes parents, atteint d'une affection cérébrale, tomba dans une somnolence léthargique le 27 juillet 1830 ; s'étant réveillé le troisième jour, il croyait rêver en voyant flotter le drapeau tricolore sur un édifice public.

Le coma ne saurait donner lieu à des méprises aussi funestes que la léthargie. Il est toujours plus aisé d'obtenir des signes de vie des malades. Sydenham nous a transmis l'histoire d'une épidémie de fièvres avec assoupissement continuel ; fièvres comateuses, dans lesquelles on réveillait à grands cris les malades pour leur administrer des remèdes.

VIe OBSERVATION. — Au déclin d'une affection typhoïde, M. L..., maçon à Melun, éprouva une commotion nerveuse qui le mit en état de mort apparente. On le jugea mort aux signes suivants : absence de pouls et de respiration, froid général du corps, sueur froide et visqueuse, globes oculaires renversés et fixes, raideur comme tétanique de toutes les articulations. Au moyen de l'auscultation, j'ai constaté un léger murmure respiratoire et quelques battements du cœur : ces signes d'existence ont suffi pour indiquer l'emploi d'une médication stimulante très-énergique qui a détruit la léthargie et sauvé le malade.

VIIe Observation. — M. Oeltz a donné la relation d'une léthargie qui a duré quatre mois (1).

VIIIe Observation. — Changeux rapporte l'exemple d'un homme tombé d'une léthargie dans l'asphyxie et parfaitement rétabli par l'électricité. Il en conclut que l'on peut employer l'électricité comme un moyen sûr pour distinguer la mort vraie d'une mort apparente.

IXe Observation. — Hombert a rapporté l'histoire d'une cataphore survenue à la suite d'un violent chagrin, et qui dura six mois pendant lesquels le malade était privé de mouvement et de sentiment (2).

Xe Observation. — « Le docteur Villartay de Vitré a fait connaître une observation très-curieuse de léthargie durant soixante-treize heures, et revenant tous les mois à l'époque des règles, qui étaient supprimées. Le retour de l'écoulement menstruel a guéri définitivement la jeune fille qui fait le sujet de cette observation (3). »

XIe Observation. — On écrit de Gex. Voici un exemple du danger des inhumations précipitées. Dans la nuit, un homme meurt à l'hôpital de Gex ; dès le lendemain matin il est mis dans la bière. A onze heures on prépare son enterrement, lorsque soudain l'on entend du bruit partant du cercueil et des coups portés au couvercle ; on le décloue aussitôt, et le pauvre

---

(1) *J. des Conn. Méd. Chir.*, an 1833, p. 216.

(2) *Hist. de l'Acad. des Sc.*, 1707.

(3) *L'union Méd.*, 1851, 5 avril

homme est retiré vivant : il n'avait été qu'en léthargie (1). Les inhumations faites avant le délai de vingt-quatre heures sont fréquentes dans l'arrondissement de Gex. A Ferney, par exemple, on en cite particulièrement deux qui ont laissé dans les esprits une impression fâcheuse. — Le même journal a cité un autre exemple de sommeil léthargique et d'inhumation précipitée à Angoisse (Dordogne), 27 avril 1845.

Art. VII. — DE L'HYSTÉRIE.

Caractères distinctifs. — L'attaque d'hystérie vient tout-à-coup pendant le jour. La malade se plaint d'une impression sourde le matin, impression qui se transforme en sentiment de *boule* ou de *globe* qui s'élève graduellement par oscillations au travers de l'abdomen et du thorax jusqu'à la gorge, où il se fixe avec violence et sous forme d'une constriction qui fait craindre à quelques malades la suffocation. Le *clou hystérique* a quelquefois une autre manière d'être ; il s'annonce par une douleur locale et circonscrite. La chaleur du corps augmente, diminue, et se trouve aussi remplacée par un froid à différents degrés d'intensité : on observe une chaleur intense d'un côté du corps et un froid glacial de l'autre côté : même perversion du sentiment ; la sensibilité est vive à droite et nulle à gauche, et réciproquement très-intense à gauche et nulle à droite. Le ventre est gonflé, météorisé ; le visage pâlit et rougit alternativement ; les extrémités se refroidissent ; le pouls très-petit, irrégulier, quelquefois intermittent ; mouvements convulsifs légers ou violents, avec ou sans trismus ; efforts continuels de déglutition. — Boisseau a constaté un mouvement continuel d'élévation et d'abaissement du pharynx.

Dans le second degré, on observe, selon Louyer Villermé, « la

______

(1) *J. des Débats*. 4 janvier 1844.

perte ordinairement incomplète des sens et de l'entendement,
un état de demi-syncope, le resserrement de l'abdomen, les palpitations, le gonflement de la poitrine, du cou, de la face, la
coloration ou la pâleur de celle-ci, le serrement des mâchoires,
l'écume à la bouche, la constriction du larynx et de la poitrine,
l'imminence de la suffocation, les mouvements convulsifs des
membres, la courbure alternative en avant et en arrière de la
colonne vertébrale, les efforts de la malade pour se frapper, se
déchirer, se mordre ; le clou hystérique se faisant sentir quelquefois d'une manière insupportable à la tête ; les pleurs, les ris
involontaires, et enfin quelques-uns des phénomènes du som-
nambulisme. »

« Au troisième degré, l'accès hystérique se caractérise par
l'agitation la plus intense, les convulsions violentes suivies
d'une espèce d'apoplexie pendant laquelle les fonctions de la
respiration et de la circulation paraissent suspendues; en un
mot d'un état de mort apparente qui a fait commettre de funestes méprises. » Dans certains cas d'hystérie, Sydenham dit :
« très-souvent les parties extérieures sont tellement refroidies
que la personne semble morte. » Sylvius rapporte que des hystériques étaient restées comme mortes pendant trois jours ;
qu'elles étaient sans respiration, sans chaleur ni sentiment,
enfin, sans aucun signe de vie. « Dans le carus hystérique, le
corps en entier est si tranquille, que l'on dirait que les malades
sont morts, suivant l'observation de Mercurialis; » et Sauvages
ajoute qu'on a enterré des personnes vivantes dans cet état de
mort apparente.

XIIe Observation. — Après une attaque d'hystérie des plus
violentes, milady Roussel tomba dans un état de mort apparente : son mari, qui en était fort épris, menaça de tuer quiconque toucherait à sa femme et s'en institua le vigilant gardien
pendant huit jours consécutifs. Le bruit des cloches termina cet

accès le neuvième jour; la malade se leva, en disant : « Voilà le dernier coup de la prière, allons, il faut partir (1). »

XIIIe Observation. — « Salmuth rapporte qu'à Leipsick une femme de bonne famille fut jugée morte dans un accès hystérique. On l'ensevelit suivant l'usage du pays, et l'on fut dîner avant de la porter en terre. Pendant ce temps, la femme ressuscite, sort de la bière et va rejoindre le cortége à table; ceux-ci, épouvantés, s'enfuirent de tous côtés ; la ressuscitée, pour calmer leur frayeur, a beau leur crier : Pourquoi me fuyez-vous; ne me reconnaissez-vous plus? Comme les grenouilles du bon La Fontaine, ils rentrent peu à peu et pas à pas jusqu'à ce qu'ils soient bien convaincus que ce n'est point un spectre, mais bien une femme vivante, enregistrée déjà comme morte (2). »

XIVe Observation. — Ponthia, femme d'Agrigente, hystérique, réputée morte, fut sauvée par Empédocle, qui florissait vers l'an 444, au rapport de Diogène Laërce (3).

Art. VIII. — DE LA GASTRALGIE.

Caractères distinctifs. — Douleur vive à l'épigastre, s'irradiant vers le dos, accompagnée de nausées, de vomissements, soulagée par la pression de la main sur cette région ; sentiment de constriction avec anxiété extrême suivi le plus ordinairement de lipothymies et même de syncopes.

XVe Observation. — Le docteur Crafft rapporte qu'un châtelain fut pris de douleurs cardialgiques si violentes, qu'il tomba en syncope. Dans cet état de mort apparente, on ne songeait plus qu'à l'enterrer, lorsqu'un médecin, apercevant des traces fugitives d'existence, souffla du poivre en poudre dans les

(1) *J. des Savants*, 1746.
(2) J. Fontenelle, *loc. cit.*, p. 187.
(3) *De vitâ et morib. philos.*, l. VIII.

narines du malade. Le sternutatoire provoqua des éternuements assez forts pour déterminer des commotions qui rappelèrent les organes des sens de leur engourdissement.

Art. IX. — ANGINE DE POITRINE.

CARACTÈRES DISTINCTIFS. — Le signe pathognomonique de l'angine de poitrine, selon Heberden, est le sentiment d'une constriction très-douloureuse qui siége au travers de la poitrine, et qui revient sous forme d'attaques éloignées.

La première attaque d'angine est soudaine; elle survient pendant la marche comme un point fixe derrière le sternum, plutôt à gauche qu'à droite, ordinairement sur l'un des points de cet os. La douleur constrictive est si violente qu'elle arrête subitement le malade par la crainte de la suffocation ou de la syncope. Cette douleur atroce, lancinante ou déchirante, s'irradie vers la partie interne des bras. A l'Hôtel-Dieu, j'ai observé une attaque d'angine dont l'invasion a commencé par les membres thoraciques. Le malade succomba tout-à-coup dans un violent accès. Le brave général de S....., atteint de cette cruelle maladie, périt subitement le jour d'une revue au Champ-de-Mars. La mort subite est la terminaison ordinaire de cette grave affection.

L'angine de poitrine se rapproche complétement des attaques de goutte métastatique : elle se confond avec la constriction angineuse intermittente qui donne lieu à la mort apparente : constriction qui a pour type une certaine périodicité dans les attaques dont le retour est prévu et calculé par les malades. (*Voyez* arrêt de la circul.)

XVIe OBSERVATION. — « Le colonel Townshend, malade depuis fort longtemps, fait appeler les docteurs Cheyne et Raynard, ainsi que Shrine son pharmacien, pour être témoins de l'expérience la plus singulière, celle de mourir et de renaitre en leur présence. A leur arrivée, le colonel se couche sur le dos ; Chayne palpe l'artère radiale, Raynard applique sa main sur la région du cœur, et Shrine présente un miroir à la bouche. Un moment s'est écoulé, et déjà il n'y a plus de respiration, de battement d'artère, ni de battement du cœur. La glace n'est plus ternie. Une demi-heure se passe, et les spectateurs sont sur le point de se retirer, persuadés que le malade est victime de son expérience, lorsqu'ils aperçoivent un léger mouvement respiratoire : les battements de l'artère radiale reviennent par degrés, et le malade a repris connaissance : le colonel appelle ensuite son notaire, fait faire un codicile à son testament, et meurt très-paisiblement huit heures après (1). »

Art. X. — **COMMOTION CÉRÉBRALE.**

Caractères distinctifs.—La commotion de l'encéphale est un ébranlement général et violent produit par des causes contondantes directes et par contre-coup. Dans le premier degré, le blessé éprouve un étourdissement passager, des bluettes lumineuses. Il perd à peine connaissance et revient de lui-même. Dans la commotion violente, il y a perte instantanée du mouvement et du sentiment, contraction involontaire des réservoirs de l'urine, des matières fécales et du sperme qui se vident spontanément. Le pouls est petit, faible, dépressible; il disparaît comme dans la syncope. La peau est pâle, décolorée; la respiration s'affaiblit peu à peu et devient insensible. Il est quelquefois difficile de juger l'espace de temps entre la vie et la mort.

Un des caractères importants de la commotion cérébrale,

(1) Devergie, Méd. lég., t. I. p. 71.

c'est que la gravité des symptômes diminue à partir du moment de l'accident, tandis qu'elle augmente dans la contusion du cerveau et dans les épanchements consécutifs.

XVIIe Observation. — Greenhill, âgée de trois ans, tomba par une fenêtre de douze pieds de hauteur, et fut considérée comme morte. M. Squirrhe, partisan de l'électricité, commença ses expériences vingt minutes après la chute, tira des étincelles des bras, des doigts, des épaules, pendant quelque temps et sans succès. Ayant mis en usage un degré d'électricité plus puissant, il donna sur la poitrine de l'enfant, à la région du cœur, trois commotions assez fortes, au moyen d'une bouteille de Leyde médiocre. Au bout de vingt-cinq minutes que ces expériences durèrent, l'enfant poussa un soupir ; on commença à distinguer le pouls faiblement, sans cependant s'apercevoir que la respiration fût rétablie. Après trois nouvelles commotions, il survint des nausées, des vomissements. On voulut lui faire une saignée, mais le sang ne coula pas ; elle retomba sans connaissance. M. Squirrhe donna de nouveau quatre commotions, mais moins fortes, sur la poitrine. Alors elle commença à bâiller, a ouvrir les yeux, à les tourner de tous côtés, à respirer : le pouls devint sensible. Le lendemain on découvrit près de la tempe une grande tache noirâtre près de laquelle on vit une fracture et une dépression du crâne. Transportée à l'hôpital de Middlesex, l'enfant fut guérie quatorze jours après l'accident, au rapport de M. Hawes (1).

XVIIIe Observation. — Un jeune garçon tomba dans une cour, de la hauteur d'un second étage, et fut relevé mort en apparence. En l'examinant, on ne découvrit aucune trace de violence extérieure, ni sur la tête, ni sur aucune autre partie du corps. Un chirurgien lui donna sur le champ des secours,

---

(1) Bertholon, t. II. p. 98.

mais leur inutilité l'engagea à prononcer qu'il était réellement mort. Un homme instruit le soumit à l'électricité et lui donna des chocs fort légers. Au quatrième, on aperçut quelques signes de vie, et, en continuant ce moyen de guérison pendant quelque temps, on parvint graduellement à rétablir l'enfant, au point que deux heures après il fut en état de marcher (1).

Art. XI. — **COMMOTION ÉLECTRIQUE.**

Caractères distinctifs.—Le Dr Francklin fit passer un choc électrique au travers du cerveau de six hommes : ils tombèrent tous à l'instant sans connaissance. Leurs muscles furent subitement relâchés, et leur chute ne fut précédée d'aucune titubation, d'aucun signe précurseur de chancellement. Ils affirmèrent n'avoir ressenti aucun coup, ni vu, ni entendu l'étincelle. L'état de mort apparente se dissipa graduellement : il serait devenu définitif si le choc eût été d'une plus grande intensité.

L'électricité terrestre qui, dans les orages, s'élève subitement vers les nuages, a fait des victimes. La mort subite a été constatée. Les physiciens disent que le corps, placé dans le courant électrique, a servi de conducteur, et que la quantité du fluide électrique a foudroyé le principe vital.

Art. XII. — **DE L'IVRESSE.**

Caractères distinctifs. — Le troisième degré de l'ivresse est un état apoplectique ; il se caractérise ainsi : face livide ou pâle, bouche écumeuse, respiration d'abord difficile, stertoreuse, ensuite paisible et presque insensible, pouls serré, petit, à peine perceptible ; anéantissement absolu des facultés intellectuelles et

(1) Curry, *Obs. sur les morts appar.*, p. 98.
(2) *Letters and papers on Philosophical subjects.* Lond. 1769. p. 325.

sensitives ; absence de contraction régulière et volontaire des muscles par suite du coma profond. Les stimulants les plus énergiques sont quelquefois impuissants à réveiller la sensibilité obtuse des téguments dans l'ivresse.

A Bicêtre, j'ai observé des ivrognes qui répandaient une odeur infecte, nauséabonde, *sui generis*, rester des heures et même des journées entières dans un état de mort apparente. Le passage de la vie à la mort fut insensible pour l'un d'eux qui succomba après avoir avalé une énorme quantité d'eau-de-vie. Tous les tissus imprégnés de liqueurs alcooliques s'enflammaient à l'approche d'une lumière.

Art. XIII. — DES PASSIONS.

Les passions sont le mobile le plus puissant des actions humaines : elles attaquent avec une grande violence le principe vital. L'ambition, l'envie, le chagrin, l'ivresse, passions obscures, agissent avec lenteur et usent l'un après l'autre tous les ressorts de la vie. Les femmes lascives tombent dans un état d'insensibilité absolue après un délire érotique. La contemplation, une vive douleur, la frayeur, sont accompagnées quelquefois d'une immobilité du corps, d'une espèce de paralysie musculaire momentanée avec perte de sentiment qui se rapproche de la catalepsie, qui occasionne même la mort. Louis étant allé prier sur le tombeau de son père, à Pouzzol, fut pris d'une si vive douleur qu'il en mourut. La colère, la joie, ces deux passions extrêmes, frappent le système nerveux d'une inertie instantanée qui détermine la paralysie du cœur, des poumons, et la mort. Tite-Live rapporte qu'après les batailles de Trasimène et de Cannes, deux mères, en revoyant leurs fils, moururent de joie. Sophocle, Zeuxis et Denis, tyran de Syracuse, succombèrent à des accès convulsifs d'une joie violente.

Art. XIV. — DE L'APOPLEXIE.

Caractères distinctifs. — La perte instantanée du mouvement et du sentiment, l'immobilité de la pupille, l'absence du pouls à l'artère radiale, la respiration insensible, en ont imposé à tel point pour la mort réelle, que l'on a enseveli et même enterré des apoplectiques.

L'apoplexie sanguine ou l'hémorrhagie cérébrale se traduit constamment par une altération plus ou moins profonde du mouvement et du sentiment.

Avant l'attaque, les auteurs ont signalé des prodromes ou signes avant-coureurs très-variables. La torpeur, l'affaiblissement des facultés intellectuelles, la gêne et la lenteur dans les mouvements, le soda ou les nausées, des tremblements dans tout le corps, la rougeur pourpre du visage, le gonflement des veines cervicales, des vertiges, des éblouissements, des bluettes lumineuses, de l'étourdissement, des bruits sourds et confus dans les oreilles, le froid des membres, etc., ont, tour à tour, été considérés comme des symptômes précurseurs de l'apoplexie, tandis que la plupart d'entre eux appartiennent également aux maladies chroniques de l'encéphale.

Signes variables de l'attaque. — Le pouls est plein et dur, ou petit et faible, ou bien rare et fréquent ; il n'y a pas de type qu'il ne puisse prendre. La respiration, ordinairement bruyante, stertoreuse, est quelquefois libre et insensible. Le visage est tantôt pâle, livide, tantôt violacé, rougeâtre et comme bouffi, tantôt jaune paille, jaunâtre et cadavérique. La constipation habituelle remplacée par l'excrétion involontaire des matières fécales, annonce la paralysie du sphincter de l'anus ; la rétention urinaire indique la paralysie de la vessie : il y a ordinairement incontinence d'urines. M. Lallemand a observé

que la dilatation permanente des pupilles est bien plus fréquente
que leur contraction : elles sont en effet dilatées, immobiles.

SIGNES INVARIABLES DE L'ATTAQUE. — Deux symptômes sont
pathognomoniques des hémorrhagies cérébrales : 1° Le *trouble
du sentiment* arrive au moment de l'attaque ; il est complet ou
incomplet, et alors la sensibilité est obtuse. L'étourdissement
apoplectique produit un trouble profond et prolongé dans les
facultés intellectuelles ; il s'accompagne souvent d'une céphalalgie opiniâtre qui a lieu quelquefois du côté opposé à la paralysie ; 2° le *trouble du mouvement* ou la *paralysie* est le second
signe positif de l'hémorrhagie cérébrale. Sydenham faisait de
l'apoplexie sanguine et de la paralysie deux affections différentes ; erreur qui a été détruite par les belles recherches des
Lallemand, des Rochoux, des Rostan.

Persistance et instantanéité de la paralysie forment le type de
l'hémorrhagie cérébrale selon Hoffmann, tandis que la paralysie
lente, graduée, serait l'indice certain de l'apoplexie séreuse. On
a avancé à tort que la face était colorée dans l'hémorrhagie du
cerveau, et pâle dans l'apoplexie séreuse ; j'ai souvent observé
la rougeur livide du visage dans les épanchements séreux du
cerveau.

Existe-il une apoplexie nerveuse ? Des malades, frappés de
paralysie tout-à-coup et comme foudroyés, n'ont offert aucune
lésion organique pour traduire la perte subite du mouvement et
du sentiment, et ont fait admettre cette hypothèse comme une
réalité.

Le *coup de sang* est un trouble dans la circulation cérébrale
qui s'annonce par les prodromes et les symptômes de l'apoplexie,
mais avec une intensité beaucoup moins grande.

XIXe OBSERVATION. — « Je puis certifier de bonne foi, dit
Zacutus Lusitanus, un événement surprenant dont j'ai été
témoin. Un pêcheur, frappé d'apoplexie depuis 20 heures, ayant

tout le corps froid, fut enveloppé et cousu dans un suaire, et laissé par terre jusqu'au temps de l'enterrement. Pendant qu'on le portait en terre, on entendit dans le cercueil un bruit sourd et inconnu qui obligea de mettre le cercueil par terre ; on trouva le suaire mouillé et plein d'écume à la partie qui touchait la bouche. Pendant qu'on découvrait le corps, le hasard voulut que je passasse avec deux de mes confrères en allant à une consultation. On nous appela à grands cris pour juger de la vie de cet homme. Nous lui prîmes le bras et trouvâmes que le pouls battait au poignet. Il fut rapporté chez lui, où par le secours des moyens révulsifs, tels que les ventouses sèches, les lavements, il commença à revenir un peu à lui, et il fut guéri en peu de jours. »

Art. XV. — **DE LA SYNCOPE.**

Caractères distinctifs. — La syncope se caractérise par la suspension rapide et momentanée du sentiment, des mouvements volontaires, et le ralentissement extrême de la circulation et de la respiration.

Le premier degré de l'état syncopal, ou la *lipothymie,* arrive par nuances sensibles et faciles à saisir. Le malade éprouve un sentiment général de malaise et d'anxiété; des douleurs vagues à l'épigastre et à la région précordiale, de fréquentes nausées, *il se pâme, il se trouve mal...* Cette défaillance s'accompagne d'un nuage qui obscurcit la vue, de tintements, de bourdonnements d'oreilles, ou d'un bruit sourd et confus. Le visage se décolore, les lèvres sont blanches et tremblantes, la face est agitée de mouvements convulsifs, la pensée s'évanouit, le sentiment s'éteint. et le corps tombe privé de sentiment et de mouvement. La circulation et la respiration sont à peine sensibles.

Dans la *syncope* qui arrive directement ou qui succède à la lipothymie, le malade est entièrement privé du sentiment et du mouvement ; le pouls diminue de force et de fréquence et ne tarde pas à disparaître, la respiration est comme suspendue, une pâleur cadavérique se répand à la surface du corps qui devient froid et se couvre souvent d'une sueur froide et abondante surtout au visage. Les extrémités sont flasques et molles, et à mesure que la syncope augmente, les mouvements convulsifs, locaux et généraux deviennent légers et cessent entièrement. L'expansion vésiculaire pulmonaire ne se fait plus entendre. Cette mort apparente se termine rapidement par la mort, si des moyens énergiques ne sont mis en usage pour la combattre.

XXe OBSERVATION. — Pierre Zacchias, célèbre médecin de Rome, raconte que, dans l'hôpital du Saint-Esprit, un jeune homme étant attaqué de la peste tomba, par la violence de la maladie, dans une syncope si parfaite qu'on le crut mort. Son corps fut mis au nombre de ceux qui, morts de la même maladie, devaient être incessamment enterrés. Dans le temps que l'on transportait les cadavres sur le Tibre dans la barque destinée à cet usage, le jeune homme donna quelques signes de vie, ce qui le fit reporter à l'hôpital. Il revint tout à fait de cet accident. Mais deux jours après il retomba dans une pareille syncope, et son corps, pour cette fois réputé mort sans retour, fut mis, sans balancer, au nombre de ceux qu'on devait enterrer. Dans ces circonstances il revint encore une fois à lui ; on lui donna de nouveaux soins et il fut guéri. Zacchias ajoute : Nous savons que, dans cette peste, on a enterré à Rome d'autres personnes comme mortes quoiqu'elles ne le fussent pas.

XXIe OBSERVATION. — Zimmermann rapporte le fait suivant d'une syncope causée par la peur. Un paysan des plus robustes, âgé de trente-six ans, ayant été emprisonné pour cause de vol, eut tellement peur de la potence qu'il perdit toutes ses forces et parut avoir cessé de vivre. Je ne sentis son pouls en aucun endroit du corps, et ne pouvais apercevoir ni le mouvement du cœur, ni la plus légère respiration. Il avait les yeux fermés, le visage livide, le corps froid ; cet homme, en apparence, n'était qu'un cadavre.

Des irritations mécaniques douloureuses, l'application des stimulants les plus actifs ne procuraient aucun sentiment ; les fluides injectés de force dans la bouche ressortaient bientôt par les commissures des lèvres. Il resta dans cet état pendant vingt-quatre heures ; alors il commença à avaler quelques remèdes. Au bout de trente heures il ouvrit les yeux ; six heures après il articula quelques mots, et ne tarda pas à être parfaitement remis.

XXIIe Observation. — Kranzius, historien exact et fidèle, raconte, au IIIe liv. *de sa Métropole*, chap. 45, que Valrame, archevêque de Cologne, eut la preuve évidente que Géron, son prédécesseur, avait été enterré vivant et dans un état syncopal.

Legallois soutient que la plupart des maladies chroniques se terminent par une syncope mortelle. Il dit : « Le malade fait un petit effort pour se lever, pour rendre une selle, pour parler, etc. ; ses forces épuisées succombent, il tombe en syncope, et cette syncope est mortelle. Souvent même des individus non malades éprouvent inopinément une syncope : pour peu que cette syncope soit profonde et qu'elle se prolonge, il devient impossible de les rappeler à la vie. Ces cas ont fréquemment été pris pour des *apoplexies nerveuses* (1). »

Art. XVI. — DE L'ASPHYXIE.

Caractères distinctifs. — Phénomènes communs à toutes les asphyxies : angoisse inexprimable de satisfaire le besoin de

____

(1) *OEuvres de Legallois.* t. I. p. 382.

respirer, besoin le plus impérieux de la vie ; soupirs, bâillements, pandiculations qui sont les efforts des muscles inspirateurs sollicités pour amener dans la poitrine l'air atmosphérique ; céphalalgie, vertiges, étourdissements , tintement des oreilles , pesanteur de la tête ; coloration bleuâtre ou violacée de la face et de l'origine de toutes les muqueuses ; sugillations à la peau ; perte de connaissance ; anéantissement complet. Incapable de pouvoir se soutenir, l'asphyxié tombe sur lui-même comme une masse inerte, et demeure dans un état de mort apparente pendant lequel les fonctions de la vie végétative entretiennent encore la vie générale. Enfin la circulation s'arrête et successivement toutes les autres fonctions sécrétoires et nutritives. La calorification persiste longtemps après la mort des asphyxiés

a. ASPHYXIE PAR LA VAPEUR DU CHARBON. — Céphalalgie ou mal de tête , vertiges , sentiment de compression aux tempes, à la gorge, à la poitrine ; soupirs , bâillements, respiration haute , anxieuse, difficile ; pouls vif, concentré, accéléré ; violentes contractions ou palpitations du cœur ; quelquefois hoquet , nausées, vomissements, déjections involontaires des urines et des matières fécales ; téguments violacés, comme ecchymosés et sillonnés de lignes bleuâtres par les veines gorgées de sang noir ; visage rouge, bleuâtre, gonflé ; lèvres et paupières livides ; tremblement convulsif des membres ; gonflement de la langue ; tintements d'oreilles suivis de surdité ; affaiblissement et perte successive des autres sens.

Dans l'asphyxie graduelle, le sang perd peu à peu ses qualités vivifiantes, et le cœur, organe trop fidèle à son devoir, lance dans tous les tissus un sang stupéfiant, un véritable poison, qui les arrête dans leur jeu et les tue. La stupeur, l'ivresse, le coma, des lipothymies, la syncope sont les préludes ordinaires de l'état de mort apparente. Les asphyxiés par le charbon ont très-longtemps les membres souples et mous, les articulations flexibles. les yeux vifs, brillants, en saillie, et une chaleur du corps quelquefois supérieure à la température normale.

XXIIIe Observation. En proie à de violents chagrins d'amour, une jeune fille allume un réchaud plein de charbon et place le brasier ardent dans sa chambre dont elle ferme toutes les issues à l'air atmosphérique. Elle reste exposée à la vapeur du charbon depuis dix heures du soir environ jusqu'à sept heures du matin. La malade étant dans un état de mort apparente, on vient réclamer mes soins. Je constate les signes suivants : visage rouge, violacé, bouffi ; globes oculaires saillants, pupilles fixes, immobiles ; ni respiration, ni pouls à la radiale ; léger frémissement ondulatoire aux artères carotides ; battements du cœur insensibles à la main placée à la région précordiale et sensibles toutes les deux, trois et quatre minutes à l'auscultation ; immobilité, raideur de tout le corps, ce qui est notable ; enfin insensibilité de la peau aux piqûres et aux pincements. Au moyen d'un traitement actif la guérison fut rapidement obtenue.

b. **Asphyxie par l'hydrogène sulfuré** (gaz des fosses d'aisances, plomb, etc.) — Douleur vive à la tête, à l'épigastre, aux ointures articulaires ; serrement du gosier, toux suffocante, cris involontaires ; lipothymies, délire, rire sardonique, état convulsif qui, selon Gardanne, asphyxie quelquefois en un instant ; visage décoloré, pupille dilaté et immobile ; écume blanche et abondante à la bouche ; respiration anxieuse, convulsive, palpitations successivement décroissantes, refroidissement et la mort.

Dupuytren et M. Thénard ont observé que l'air mélangé à 1/1500e de gaz acide sulfhydrique, tue un oiseau en très-peu de temps ; que l'air avec 1/800e asphyxie un chien de moyenne taille, et, que pour tuer un cheval, il faut ajouter seulement 1/250e d'hydrogène sulfuré. A l'Académie des sciences, et en présence de l'Empereur d'Allemagne, Lavoisier asphyxia un oiseau avec une très-faible quantité de ce gaz, et tout aussitôt Sage le rappela à la vie au moyen de l'ammoniaque. L'expérience fut plusieurs fois répétée avec succès; elle se termina par une finesse de l'animal, qui sortit brusquement de l'état de mort apparente pour prendre son essor à travers une fenêtre ouverte.

c. Asphyxie par congélation. — Le froid intense provoque le claquement des dents, un tremblement de tout le corps, un sentiment profond de faiblesse, le besoin irrésistible de se livrer au sommeil, la perte du sentiment et du mouvement. La circulation et la respiration de plus en plus imperceptibles, en raison de la stupeur du système nerveux, produisent l'état de mort apparente pendant lequel les membres sont inflexibles, les muscles contractés, durs, rigides; le mouvement imprimé aux muscles fait entendre un petit bruit particulier. D'après Savari, on a sauvé des asphyxiés depuis deux jours en congélation. L'expérience des peuples du Nord nous apprend que l'asphyxie par le froid est de toutes les morts apparentes celle qui donne les succès les plus inespérés après douze et quatorze heures de suspension des fonctions vitales.

XXIV° Observation. — « Un paysan de la province de Schécrom, en Suède, âgé de soixante ans, s'étant enivré, tombe en revenant chez lui, et ne peut se relever. Le lendemain on le trouve; ses membres sont raides, on le croit mort, et l'on se dispose à l'enterrer.

« M. Nauder, médecin de la province de Gothland, passe en ce moment : il examine le corps, et le trouve froid comme la glace; les jointures ont perdu leur flexibilité, le cœur est sans mouvement, la respiration totalement suspendue. Malgré ces indices de mort, M. Nauder n'abandonne pas ce vieillard; il lui donne ses soins; après quatre heures de frictions non interrompues, la respiration commence à se rétablir faiblement, et l'emploi des divers moyens convenables achève de le rappeler à la vie (1). »

L'action violente d'un froid très-rigoureux ne tarde pas à anéantir la vie. On a vu des armées presque entières périr par le froid. Combien de héros commandés par Napoléon, en Russie, n'ont été vaincus que par la température glaciale! Combien de soldats, lors de la retraite des *dix mille*, sous Xénophon, sont morts gelés.

L'asphyxie par congélation produit souvent des accidents graves, consécutifs. Témoin cette nourrice dont parle Davis, qui, ensevelie dans les neiges pendant neuf jours, tomba dans un état de mort apparente, et ne revint à la vie que pour assister à l'amputation de ses pieds sphacélés et retomber victime de la mort.

d. ASPHYXIE PAR DÉFAUT D'AIR. — Placez un animal sous le récipient de la machine pneumatique, et vous verrez que l'asphyxie par le vide se caractérise par des signes de souffrances qui tiennent à la soustraction progressive de l'élément aérien ; il soupire, il bâille, il s'agite ; sa respiration s'accélère de plus en plus, elle se ralentit, elle s'arrête, et il tombe mort, à moins qu'on ne rende l'air aux organes respiratoires. Telle est l'espèce d'asphyxie propre aux noyés et aux pendus.

XXVe OBSERVATION. — M. Ma...... se baignait dans la Seine, le 1er juin 1843. En approchant de la berge, des plantes aquatiques s'enroulèrent autour de ses pieds, et il disparut de la surface de l'eau pendant vingt minutes environ. Les ouvriers Méry et Moulin se jetèrent résolument dans le fleuve et rapportèrent sur le rivage le noyé, qui resta une demi-heure exposé au soleil et sans recevoir de secours. Voici l'état de mort apparente : Peau pâle et froide, muqueuses des orifices naturels décolorées, écume à la bouche, sur la joue et dans les narines ; yeux fixes

(1, Vigne, *Traité de la mort apparente*, p. 285.

et immobiles ; absence de pouls et de respiration ; perte des sens et des facultés intellectuelles ; immobilité absolue du corps ; membres mous et flexibles. La main, successivement placée sur les différents points du thorax et surtout à la région précordiale, ne perçoit aucune vibration, aucune impulsion, aucun mouvement. A l'auscultation, j'entends un léger murmure respiratoire et quelques battements sourds et rares du cœur. Les stimulants locaux et généraux successivement employés raniment le principe vital et sauvent le noyé. M. Ma... reprit bientôt ses occupations à la maison centrale de Melun.

e. ASPHYXIE DES NOUVEAU-NÉS.—Les premières inspirations ne se faisant pas ou se faisant mal, l'enfant qui vient de naître reste dans un état de mort apparente par asphyxie résultant de la privation de l'air atmosphérique.

Le mécanisme de l'asphyxie, quoique différent, est de même nature ou par privation d'air, dans la suffocation qui fait périr les enfants au berceau. Il suffit du dérangement vicieux des coussins, des couvertures, et surtout du poids d'une grande personne couchée avec l'enfant et comprimant cette frêle organisation, pour empêcher l'entrée et la sortie alternative de l'air dans les poumons et pour produire la suffocation. Odier rappelle à ce sujet l'existence d'un livre très-rare, intitulé : *Constitutionales synodales Ecclesiæ Gebennensis,* publié en 1493, avec permission d'Antoine Champion, évêque de Genève, et dans lequel se trouve un règlement qui prononce l'excommunication contre les femmes coupables de coucher avec leur nouveau-né. Il s'élève avec force contre ce règlement, et donne pour prétexte l'exemple de l'élan naturel des petits des animaux qui vont se nicher sous leur mère. Odier revint de son erreur par des exemples de suffocation des nouveau-nés placés dans ces conditions funestes.

XXVIe OBSERVATION.— Un enfant se trouve relégué avec des cadavres de fœtus morts-nés, parce qu'il ne donne aucun signe de vie. À notre examen avec madame Legrand, sage-femme en chef de la Maternité, nous sentons les battements du cœur, et avec ces vestiges d'existence nous rappelons à la vie l'enfant après deux heures d'une mort apparente : n'étant pas arrivé à terme, il ne tarda pas à succomber.

ART. XVII. — **DU CHOLÉRA.**

CARACTÈRES DISTINCTIFS. — D'après la définition de Gallien, le *choléra sporadique* est une affection aiguë, avec vomissements bilieux fréquents, déjections alvines répétées, contracture des membres et refroidissement des extrémités. Chez ces malades, le pouls devient aussi plus faible et plus obscur. Ajoutons d'autres signes importants : cardialgie insupportable déterminant de vives douleurs, anxiété extrême ; soif vive, ardente ; visage animé, puis d'une pâleur sombre, livide ; respiration courte, anxieuse ; peau froide et couverte d'une sueur froide ; lipothymies, syncopes, convulsions suivies d'une rigidité comme tétanique de quelques instants, crampes fort doulou reuses, émission très-rare des urines.

Le *choléra asiatique* qui, deux fois, à peu de distance, en 1832 et en 1849, a régné sous *forme épidémique* en Europe, présente plusieurs types différents, plusieurs périodes, et se termine quelquefois par un état de mort apparente auquel succède sans transition marquée la mort réelle.

La dernière période se caractérise ainsi : facies anguleux, hippocratique par la décomposition des traits du visage ; douleur épigastrique violente ou cardialgie persistante ; anxiété extrême ; vomissements répétés et selles fréquentes ; les matières évacuées, primitivement alimentaires, bilieuses, sont actuellement composées des liquides avalés et d'une substance floconneuse blanchâtre, semblable à une décoction de riz et spéciale au choléra Indien ; suppression des urines et en général des autres sécrétions glanduleuses, toutefois, vers les derniers instants de la vie, sécrétion d'un liquide aqueux et limpide qui sort de la bouche et de l'anus ; crampes violentes aux membres et contractions musculaires dorsales assez fortes pour courber le rachis ou jeter le malade dans un état d'angoisse inexprimable ; refroidissement général de la peau qui est comme plissée et ridée, surtout aux doigts ; coloration cyanhique très-prononcée aux extrémités, où la teinte de la peau livide, bleuâtre et plombée est très-apparente ; une sueur froide couvre le corps d'une humidité visqueuse, qui donne au toucher de la peau des cholériques la sensation de la peau de grenouilles ; voix faible, étrange, comme sépulcrale ; respiration de plus en plus insensible, l'air expiré est froid ; M. Jachnichen a très-bien observé que les mouvements respiratoires, imperceptibles à l'œil, sont encore sensibles à l'oreille et au stéthoscope : le pouls, petit, vacillant, irrégulier, ondulant, vibre plutôt qu'il ne bat ; il n'y a aucune réaction fébrile. Les contractions du cœur deviennent obscures, imperceptibles à la main placée à la région précordiale, le stéthoscope seul fait entendre les battements très-faibles du cœur qui, en se contractant, donne la sensation d'un frémissement ondulatoire qui se prolonge dans les artères carotides : c'est l'avant-coureur de l'agonie. Les facultés intellectuelles se conservent ordinairement intactes jusqu'à la dernière heure, qui arrive 12, 15, 20 ou 36 heures après l'invasion de l'attaque. L'état syncopal des derniers instants plonge certains malades dans un état de mort apparente.

XXVIIᵉ Observation.—Mᵐᵉ Ler..., de Chaillot, éprouva une grande douleur et une frayeur plus grande encore à la vue de sa mère qui, arrivée la veille de la campagne, fut enlevée par une attaque foudroyante de choléra-morbus. Ayant lavé les linges de sa mère, elle ressentit des coliques, précédées de nausées et suivies de vomissements caractéristiques, de crampes, de refroidissement du corps, etc. Tombée dans un état de mort apparente, on la crut morte ; déjà on lui avait jeté le drap sur le visage, lorsque je fus assez heureux pour détruire la syncope et lui sauver la vie.

Art. XVIII. — MALADIES DES DIVERS APPAREILS ORGANIQUES ET DES FLUIDES DE L'ÉCONOMIE ANIMALE.

Toute maladie qui éveille les sympathies du cœur, des poumons et du cerveau est susceptible de produire, dans une période extrême, des accidents graves par le trouble permanent de ces organes essentiels à la vie : d'où arrive la mort apparente par syncope, par état carotique et par asphyxie. Le siége et la nature de l'affection primitive s'effacent pour ainsi dire devant l'épiphénomène de la complication qui s'établit et domine l'organisme. Combien de fois les accès de toux longtemps continués (Curry), l'extrême fatigue, l'inanition (Chossat), la vacuité et la trop grande plénitude de l'estomac, la diarrhée, la dyssenterie, et en général les excrétions immodérées, la prostration de la dernière période des fièvres graves, la peste, le typhus, les affections typhoïdes, la suette miliaire et d'autres exanthèmes cutanés, le volvulus, la première dentition, les vers intestinaux ou helminthes, les lésions traumatiques des grandes surfaces, l'asthénie ou l'épuisement, les hémorrhagies, l'accouchement, etc., n'ont-ils pas provoqués dans une période extrême un état de mort apparente ? Celse prétend « que les signes de guérison et de mort sont plus fautifs dans les maladies aiguës que dans les chroniques : » l'opinion contraire parait plus vraisemblable.

XXVIIIe Observation.—Une jeune fille s'étant échappée du foyer domestique, devint errante dans un bois, pendant sept jours. On la trouva privée de mouvement et de sentiment, et sans la moindre apparence de respiration. La flexibilité de ses membres empêcha qu'elle ne fut mise de suite en terre. Des secours lui ayant été donnés la rappelèrent d'une mort apparente à la vie. Cette observation, citée par Péchlin (1), appartient à Ludovic, qui l'a consignée dans les *Eph. d'Allemag.*; elle est rapportée textuellement par de Gland (2), qui compare cette mort apparente par abstinence à la stupeur ordinaire de l'hivernation.

XXIXe Observation. — François de Civille, gentilhomme normand, avait coutume d'ajouter à sa griffe cette formule : *trois fois mort, trois fois enterré, et trois fois, par la grâce de Dieu, ressuscité.* On rapporte que la mère de Civille, étant enceinte, mourut ; qu'elle fut enterrée, sans qu'on songeât à sauver l'enfant par l'opération césarienne. Elle fut exhumée, opérée par ordre du mari, qui obtint un enfant, gage de son amour et de sa prévoyante tendresse. François de Civille avait vingt-six ans lorsque Charles IX vint mettre le siége devant Rouen. Blessé à mort à la fin d'un assaut, il tomba des remparts dans un fossé, où des pionniers le trouvèrent et le mirent dans une fosse après l'avoir dépouillé de ses vêtements. Il demeura sous une légère couche de terre depuis onze heures du matin jusqu'à six heures et demie du soir. Un domestique fidèle le déterra, et, en l'embrassant, s'aperçut qu'il vivait encore. Apporté au logis, le malade resta cinq jours et cinq nuits dans un état complet de mort apparente : il se ranima un peu, la chaleur ardente de la fièvre ayant succédé au froid de

(1) *De aeris et alimenti defectu.*
(2) *Mémoire sur les noyés.* Lille. 1793.

la fosse. Dans un second assaut, des valets d'un officier de l'armée victorieuse placèrent le moribond sur une paillasse dans une chambre, d'où les ennemis de son frère le jetèrent par la fenêtre. Il tomba heureusement sur un tas de fumier où il resta plus de soixante-douze heures sans recevoir de secours et presque nu. Un de ses parents, étonné de le trouver vivant, le fit transporter à la campagne où il fut traité et guéri.

XXXe Observation. — Rigaudeaux, chirurgien à Douai, fut invité à donner ses soins à une malade, morte depuis deux heures à la suite des douleurs de l'enfantement compliquées d'écume à la bouche, de faiblesse, de convulsions extrêmement violentes. Le chirurgien demande à voir la morte, elle était déjà ensevelie. Il fit ôter le suaire pour examiner le visage et le ventre. Il tâta le pouls au bras, au-dessus des clavicules, sans apercevoir aucun mouvement dans les artères, non plus qu'à la région du cœur. Il présenta le miroir à la bouche et la glace ne fut point ternie. Par le toucher vaginal ayant constaté la dilatation du col, la formation de la poche des eaux, il déchira les membranes et sentit la tête de l'enfant dans une bonne position. L'ayant repoussée, pour avoir la liberté d'introduire la main tout entière, il mit le doigt dans la bouche de l'enfant qui ne donna aucun signe de vie. Cependant il fit la version et amena un enfant mort-né qu'il réchauffa en lui jetant du vin chaud sur le visage et même sur tout le corps. Après une stimulation générale de plusieurs heures au moyen du vin, du vinaigre et de l'eau de la Reine de Hongrie, l'enfant donna signe de vie juste au moment où les femmes préposées à sa garde allaient l'ensevelir. Rigaudeaux vint constater cette première résurrection qui devait bientôt se trouver suivie d'une autre. Il voulut voir la mère une seconde fois ; on l'avait encore *ensevelie et même bouchée.* Quoique la mort lui parut certaine à son second examen, il fut cependant surpris que *les bras et les jambes fussent restés flexibles* depuis près de sept heures. Il fit continuer les moyens stimulants employés pour le petit, en y ajoutant le sel ammoniaque, et il recommanda de la laisser dans son lit jusqu'à l'époque de la rigidité des membres. Le soir même on vint lui annoncer que la morte était revenue à la vie (1).

XXXIᵉ Observation. — Philippe Peu, accoucheur distingué, ayant été prié avec instance de pratiquer l'opération césarienne à une femme enceinte que lui-même croyait parfaitement morte, ne sentant plus aucun battement dans la poitrine, et la glace d'un miroir approché de la bouche n'étant pas ternie, ne balança pas à commencer l'opération. A peine eut-il plongé la pointe de son bistouri dans les téguments, que le mouvement de trépidation du corps, le grincement des dents et le mouvement des lèvres de la femme lui firent connaître son erreur. Le même malheur arriva également à un chirurgien, chargé de faire, avant l'expiration des 24 heures, l'ouverture d'une personne de qualité qui paraissait morte (2).

XXXIIᵉ Observation. — Cornarius rapporte que l'on a enterré une femme enceinte dans un endroit appelé Κρύπτην par les Grecs. Quelque temps après on trouva la femme accouchée, ayant l'enfant entre les bras : ce qui prouve qu'elle avait été enterrée vivante (3).

XXXIIIᵉ Observation. — « Je me rappelle, dit le docteur Davis, d'avoir vu à Lakenheath, en Angleterre, un jeune homme attaqué de convulsions atroces et générales, dont on ignorait la cause. Elles cessèrent pendant deux ou trois heures et devinrent beaucoup plus violentes qu'auparavant. Le malade

(1) *Ext. J. des Sav.*, janv. 1749.
(2) Winslow, *Loc. cit.*, p. 15.
(3) Nymmani, *D. de vita fœtus in utero*, p. 29.

fut pris ensuite d'une défaillance, suivie d'un état syncoptique qui fit croire qu'il était réellement mort. Cependant, au moyen des frictions, des lavements irritants, des aspersions d'eau froide, de l'exposition à l'air libre, ses parents parvinrent, au bout de quatre heures, à le rappeler à la vie. » Davis, soupçonnant la présence des vers, donna un anthelmintique et obtint une guérison radicale.

XXXIVe Observation. — A la suite d'une toux très-longue et très-opiniâtre, un enfant éprouva une orthopnée considérable, et un moment après ne donna plus aucun signe de vie. Son père, qui était médecin, employa de suite l'insufflation et avec succès. Une seconde crise, suivie d'asphyxie, fut guérie par le même moyen. L'enfant succomba à la troisième crise en l'absence de son père (1).

XXXVe Observation. — Une femme de Maincy tombe sur l'angle aigu d'un bâton de chaise, se dilacère la muqueuse qui recouvre le plexus rétiforme. Ce plexus sanguin est rompu, et le sang coule en nappe toute une journée, pendant laquelle on lui fait encore une saignée abondante. On croyait la malade frappée de mort violente, hémorrhagique, lorsque je la vis pour la première fois, parce que les fonctions des organes de la vie de relation étaient complètement suspendues. Mais j'ai entendu, au moyen du stéthoscope, les faibles contractions du cœur, le léger murmure respiratoire ; j'ai trouvé la cause de l'écoulement sanguin qui durait encore. La source de l'hémorrhagie est à l'instant même tarie, et après cinq heures environ de soins consécutifs, la malade est hors de danger : huit jours après ce grave accident, elle avait repris ses occupations habituelles (2).

(1) *S. méd. de Lond.*, 1785.

(2) *Nouvelles recherches physiologiques sur la vie*, p. 30. 1841.

CHAPITRE II.

DE L'ANESTÉSIE.

Anéantir la sensibilité, anéantir la douleur, ce cri des organes souffrants, tel est le double problème que les médecins d'Amérique viennent de résoudre au moyen de l'éthérisation.

L'*anestésie locale* prive du sentiment un seul point déterminé de l'organisme: l'*anestésie générale*, qui se traduit par l'insensibilité la plus absolue, nous occupera, en tant qu'elle simule très-exactement l'état de mort apparente.

Que faut-il pour produire l'étonnant phénomène de l'anestésie générale ou chirurgicale? Respirer quelques gouttes d'éther... Dans la pratique, on a successivement employé l'éther sulfurique, le chloroforme, l'éther chlorhydrique chloré, etc... L'agent anestésique pur tue promptement, il faut le combiner à l'air atmosphérique pour éviter l'anéantissement complet et sans retour de l'action nerveuse, l'arrêt définitif de la circulation et de la respiration, enfin la mort.

L'inhalation éthérée, dans ses effets sur l'économie animale, présente deux périodes distinctes. La première est *l'ivresse éthérée*, dans laquelle se manifeste les symptômes les plus légers. On observe une loquacité insolite très-difficile à réprimer et qui nuit à la rapidité de l'inhalation, des gestes, la rougeur ou la pâleur du visage, de la sueur, une accélération très-grande de la respiration et de la circulation, la perte graduelle et incomplète du sentiment, du mouvement et de l'intelligence.

Aussitôt que l'on parvient à pincer et à piquer la peau sans exciter de la douleur, c'est le temps d'élection pour les opérations chirurgicales et pour les accouchements.

La seconde période ou le *sommeil éthéré* se caractérise par un véritable état de mort apparente. Privé de direction volontaire, de sensibilité et de contractilité, le corps s'affaisse sur lui-même et tombe dans un état de collapsus qui lui donne l'apparence d'une masse morte, inerte. Le fer, le feu pénètrent hardiment au sein des tissus vivants, devenus insensibles, sans causer la moindre douleur. On dirait que l'action se passe sur un cadavre animé en dedans et qui n'a pas conscience des horribles tortures du dehors. Un anéantissement aussi profond de l'action nerveuse qui entrave le cours régulier du sang et qui suspend les phénomènes de la respiration se terminerait promptement par la mort réelle, entre des mains inhabiles. Combien de fois l'application ignorante d'un mouchoir imbibé de chloroforme n'a-t-elle pas été mortelle?

Le temps nécessaire à produire l'anestésie générale et la durée de ce phénomène varient suivant la pureté et la quantité de l'agent employé, et principalement selon les idiosyncrasies. Quelques secondes d'inhalation d'éther suffisent aux uns pour tomber dans le sommeil anestésique; l'effet est graduel, progressif chez beaucoup d'autres; il y en a de complétement réfractaires.

A son réveil, l'éthérisé qui semble avoir été un instant dégagé de son enveloppe matérielle, raconte les circonstances les plus précises de son rêve : presque toujours il nous peint des objets agréables, délicieux à la pensée, au moment où le corps était soumis aux plus horribles tortures. Ce qui l'étonne le plus est la terminaison de l'opération qu'il devait subir sans qu'il ait eu conscience de ce fait important pour lui: il doute, il examine, il n'en croit pas ses yeux, il faut qu'il touche sa plaie. L'incrédulité est bien permise à l'esprit dégagé de la matière: état nouveau et analytique de l'âme et du corps qui mérite un examen.

L'anestésie générale est destinée à jeter de vives lumières sur la psychologie. Aucune autre situation ne pose mieux les limites entre les parties matérielles, divisibles et périssables, et le principe immatériel, indivisible et immortel. Isolée de la contractilité et de la sensibilité, forces vitales qui naissent de l'organisme et qui le mettent en action, l'âme réagit sur elle-même. La pensée réfléchie produit de nouvelles combinaisons d'idées et de jugements sans le concours des sensations. Tout le mécanisme intellectuel est intérieur, pendant cette séparation apparente et momentanée de l'âme et du corps.

La nature de l'homme, comme chacun sait, est restée incompréhensible. La dualité de notre organisation est plutôt un article de foi, une croyance religieuse que le résultat d'une démonstration savante. Selon Pline, l'âme est une idée née de cette vanité humaine qui ne veut pas finir: la matière, elle-même, nous est à peine connue dans ses phénomènes. « Nous la connaissons si peu, dit Voltaire, que nous l'appelons *substance*: or, le mot *substance* veut dire *ce qui est dessous*; mais ce dessous nous sera éternellement caché. Ce dessous est le secret du créateur (1). »

L'anestésie générale sert véritablement d'épreuve expérimentale pour isoler, pour séparer les actes physiologiques ou la sensibilité et la contractilité d'avec la pensée, acte de l'intelligence. Egaré par son génie, Cabanis prétend que le cerveau sécrète la pensée? Pourquoi donc la pensée, si différente de l'instinct, serait-elle retirée aux animaux qui sont pourvus de l'organe sécréteur? Les animaux ont-ils la moindre notion de

(1) *Quest.*, t. I, p. 184.

l'étendue, de l'espace, des nombres? S'ils répètent des mots, des phrases entières clairement et très-correctement, c'est sans aucune addition, sans aucun changement, à l'instar de l'écho. Le langage, de même que l'écriture, étant le signe de la pensée a naturellement fait défaut aux brutes doués comme nous d'un appareil vocal complet, mais dépourvus de la cause qui le met en jeu, de la pensée.

L'existence de l'âme se révèle par la pensée. Il nous est absolument impossible d'apercevoir notre âme autrement que par la pensée.

Cette manière d'être de l'âme est très-simple, très-générale, très-constante dans sa manifestation.

La pensée ne présentant ni étendue, ni pesanteur, ni dimension, ni couleur, se trouve évidemment privée des propriétés des corps physiques ; elle est par conséquent *immatérielle*.

L'immatérialité nécessite encore *l'indivisibilité*. Les facultés de l'esprit ne sont, en effet, que des modes différents et non pas des parties séparées : c'est *un tout* vu par *différents côtés*.

De l'unité ou de l'indivisibilité de la pensée, ainsi que de son immatérialité, il résulte que l'âme, cause unique de nos pensées, est *immortelle*, la mort n'étant que la séparation des parties.

En effet, si l'âme n'est pas étendue, elle n'est pas divisible, et si elle n'est pas divisible, elle se soustrait aux lois de la mort. Par la section, les corps matériels prennent des figures nombreuses et variées. Or, quelle ligne peut-on concevoir d'une pensée de plaisir, de joie ou de douleur? Il est évident qu'une pensée n'a rien de rond, ni de quarré, et qu'il existe une opposition entre ce qui pense et ce qui est étendu : car, je le répète, ce qui est étendu est capable de prendre différentes formes, d'être sollicité par différentes forces, sans jamais avoir ni pensée, ni raisonnement. D'où il résulte que la forme est au corps ce que la pensée est à l'âme. Locke a comparé par erreur la pensée au mouvement sans lequel la matière peut exister : elle représente plutôt la forme ou l'étendue dont la matière est inséparable.

La pensée étant essentiellement une, n'ayant pas de parties, diffère donc de la matière qui est divisible. Comme il est impossible de donner ce qu'on ne possède pas, il est juste de reconnaître que les corps matériels ne peuvent pas produire des effets immatériels : vérité fondamentale qui nous conduit à reconnaître que la pensée n'est pas la production de la matière.

Les physiciens ont soumis à des calculs précis les forces impondérables de la matière, l'attraction, les fluides électriques, magnétiques, la lumière, le calorique ; ils en font vibrer à volonté la puissance ou sentir la faiblesse : ils en dictent les lois ; l'intelligence domine la difficulté. Pénétrons dans les laboratoires où les matériaux vivants sortent tout formés des mains de la nature, l'esprit du physiologiste étonné, surpris, s'arrête devant la grandeur de l'obstacle que lui offre la pensée toujours une, indivisible, rebelle à tous les calculs et d'une insensibilité absolue aux instruments.

L'unité de la pensée est donc positive, claire, évidente ; car si elle était multiple, nous aurions à la fois plusieurs pensées, tandis que nous savons très-bien que nos pensées, malgré leur extrême rapidité de formation, sont toujours graduées, successives. L'âme ne peut se diviser, se partager au même instant entre deux pensées différentes.

Au delà de notre organisation et de ses lois physiologiques, il existe évidemment un principe immatériel qui se manifeste par la pensée, qui se communique sans se diviser, qui rayonne et persiste dans son unité harmonique : tout ce qui est essentiellement un étant soumis à la modalité sans être divisible.

La pensée est aussi contraire à la nature de la matière que l'étendue est contraire à la nature de la pensée. L'antiquité païenne a nié cette vérité métaphysique. Gallien attribuait la pensée à la matière. Homère a dit : ἀμφὶ δὲ οἱ θάνατος χύτο θυμοραϊστης, « la mort qui anéantit l'âme l'environna de ses épaisses ténèbres. » A Rome on chantait publiquement sur le théâtre : Post mortem nihil est; ipsaque mors nihil. Rien n'est après la mort ; la mort même n'est rien : et le chant des païens dure encore.

Cependant le matérialisme n'a jamais réussi à prouver comment la pensée appartient à la matière. Un savant a dit : je me distingue très-bien de mes organes, je *sens* qu'ils sont *miens* et qu'il ne sont pas *moi*. L'empereur Antonin avait déjà fait cette distinction entre le corps et l'âme : « cette dernière, dit-il, est la seule qui soit proprement à toi, c'est toi-même. » C'est donc l'âme qui nous fait dire *je suis*. Nier cette preuve psychique c'est nier l'homme même ; c'est nier une vérité aussi claire que cette autre vérité métaphysique, les trois angles d'un triangle sont égaux à deux angles droits.

Les actes intellectuels se séparent nettement par l'analyse des actions organiques. Voyez cet homme privé de la vue et de l'ouïe, demeurant immobile pour exercer son intelligence : il rentre en lui-même, il s'étudie, sa pensée se refléchit sur elle-même et il crée de nouvelles pensées : car la comparaison des idées simples le conduit à des idées générales. De ces combinaisons d'idées, les jugements naissent, la volonté se manifeste, *il sent qu'il vit*. Enlevez au corps, par hypothèse, les propriétés de la matière, la solidité, la masse, l'étendue, la forme, à l'instant même il sera détruit. En parlant du monde des corps et du monde des esprits qui forment deux mondes distincts dans un seul univers, le célèbre Laromiguière a dit : « l'un s'ignore l'autre se connaît. L'un est soumis à des lois qui lui sont imposées et qu'il ne peut transgresser ; l'autre s'impose lui-même des lois, il se régit par des volontés libres ; »

et il ajoute : « c'est donc par ce qu'il pense, qu'il connaît, et qu'il se connaît que l'homme tient le premier rang (1). »

A la mort les actes physiologiques étant détruits, le moule organique étant brisé, rien n'est absolument anéanti. Les particules organiques se dissocient, se dispersent mais ne disparaissent pas du monde physique ; la matière étant indestructible dans ses éléments, *circulus eterni motus*, seulement la matière modelée redevient amorphe : c'est un passage, une transition, un simple changement d'état ou de transmutation de forme. Ce qui a fait dire à Barthez « la mort n'est qu'un mode de la matière, » et à Rousseau « tout ne finit pas pour moi avec la vie : tout rentre dans l'ordre à la mort. »

L'âme qui est impérissable retourne vers sa source divine. Faut-il nier l'existence de l'âme parce que je ne puis ni la voir, ni la toucher, ni la sentir? La pensée fuit, échappe au scalpel du physiologiste et ne sera jamais mesurée ni réduite en cube, en carré, en cercle par le physicien. La mesure et l'analyse de la pensée ne sauraient être matérielles, et c'est parce que nos organes des sens, instruments matériels qui rapportent tout à eux et qui sentent leur caducité, veulent la saisir et la mesurer, qu'ils font naître l'opinion, dans leur impuissance, que la pensée doit finir avec la matière.

L'aliénation mentale n'est pas une preuve contraire à l'existence de l'âme. Il semblerait de prime-abord que la pensée se règle sur la matière, qu'elle est saine dans un corps sain et altérée dans les maladies. Combien de fois, à l'autopsie, le cerveau et ses annexes ne sont-ils pas à l'état normal chez les aliénés? Vous prétendez, matérialistes, que l'altération organique existe, qu'elle est inappréciable à nos sens et à nos méthodes d'investigations. Qu'en savez-vous? Ne peut-il pas y

_____
(1) *Leçons Phil*, t. II

avoir un trouble fonctionnel inconnu du système nerveux
cérébro-spinal, une simple perversion dans les sensations, abs-
traction faite de toute lésion organique? Or, quel que soit le
talent de l'artiste, sur un instrument faux il ne pourra tirer des
pensées justes et vraies.

Pendant la vie et après la mort, l'organisation est identique :
qu'y a-t-il donc de changé? L'âme! en d'autres termes, l'instrument organique est le même, mais à la mort l'artiste est absent :
nouvelle preuve de la dualité humaine. Voltaire approuve la
division de l'âme et du corps quand il dit :

> Le coup part, *l'âme fuit*, c'en est fait, il ne reste
> De tant de dons heureux, de tant d'attraits si chers,
> De ces *sens animés* d'une flamme céleste,
> Qu'un *cadavre glacé*, la pâture des vers.

Ode sur la mort, Poés., T. Ier, p. 265

IIᵉ PARTIE.

DE LA MORT.

CHAPITRE III.

CONSIDÉRATIONS GÉNÉRALES.

D'après la loi de nature, la mort est le terme fatal et nécessaire de la vie. Tout en ce monde change, s'altère et périt : aucun être vivant ne peut donc se soustraire à la mort, aucun être inorganique ne restera finalement dans les mêmes proportions de volume, de forme et de cohésion moléculaire. Voltaire a dit avec éloquence :

> Mais tout passe et tout meurt : tel est l'arrêt du sort ;
> L'instant où nous naissons est un pas vers la mort.
>
> Poés., T. II. p. 123.

L'extinction de la vie n'arrive pas toujours de la même manière : tantôt un dépérissement successif, une destruction graduelle des rouages organiques amène la *mort naturelle* ou *sénile* : tantôt des accidents divers tranchent prématurément le cours de la vie et causent la *mort accidentelle*. Ces deux espèces de mort diffèrent entre elles par leurs causes efficientes et par les effets ou phénomènes qu'elles présentent.

1° DE LA MORT NATURELLE OU SÉNILE. Pendant la succession des âges nous éprouvons des changements, des altérations insensibles qui impriment à l'organisation un cachet particulier, auquel les autres ne se trompent pas lorsque nous nous berçons d'illusions chimériques sur notre force et sur la stabilité apparente de notre corps. Ce qui a fait dire à Labruyère « la mort n'arrive qu'une fois et se fait sentir à tous les moments de la vie. »

La mort nous arrive en effet par nuances, par degrés insensibles : elle s'annonce, elle se fait sentir par des *lésions fonctionnelles*, elle se grave pour ainsi dire dans le corps par des *altérations organiques*.

Au moment de la conception, la vie matérielle du fœtus n'est rien ou presque rien ; par degrés elle grandit, elle augmente, elle devient plus vive et plus apparente à mesure que le corps croît, se développe et se fortifie. L'âge adulte est le plus haut degré de l'énergie vitale et du développement organique. Aussitôt que les infirmités, compagnes ordinaires de la vieillesse, affaiblissent et courbent le corps, la quantité de vie diminue, s'affaiblit, décroît et ne tarde pas à disparaître.

Que la période vitale soit ascendante ou descendante, les fonctions suivent toujours la même voie, de sorte que nous finissons de mourir comme nous avons commencé à vivre. L'appareil de la nutrition est le *premier vivant* et le *dernier mourant* de tous les appareils fonctionnels de l'économie animale.

Pendant la vieillesse le cercle de la vie se rétrécit de plus en plus ; il y a faiblesse musculaire progressive, difficulté dans les digestions, troubles fréquents dans l'exhalation et dans les absorptions ; de là, les hydropisies passives : troubles plus grands dans les sécrétions et les excrétions ; de là, les urines sédimenteuses, calcaires, fétides : dyspnée légère et respiration presque toujours accompagnée d'une petite toux grasse, muqueuse, saccadée ; circulation lente avec prédominance d'une pléthore veineuse ; altérations fréquentes des facultés intellectuelles et des organes des sens. Le sang chargé de principes âcres, de phosphates et de carbonates calcaires incruste les parties molles. L'ossification progressive et l'induration des parties molles éteignent peu à peu la sensibilité et la contractilité des tissus, des organes, des appareils fonctionnels.

L'aptitude à la génération a depuis longtemps disparu quand survient l'*agonie*. A cette heure suprême, les organes des sens déjà affaiblis, altérés, presque détruits, deviennent insensibles aux impressions et aux stimulants naturels ; le facies hippocratique se caractérise de plus en plus à mesure que la mort fait des progrès. Le corps perd sa chaleur vitale et demeure immobile. Il n'est pas encore en état d'inertie absolue. Des mouvements respiratoires, rares et profonds, accompagnés d'un râle muqueux particulier qui s'entend dans toute la poitrine et surtout dans le tube laryngo-trachéal, annoncent encore des vestiges d'existence. Le *râle des agonisants* se termine tout-à-coup dans une forte expiration. Depuis longtemps le pouls ne bat plus, il est remonté, comme l'on dit en langage vulgaire, et n'est plus sensible dans aucune artère après la dernière expiration. Le cœur gauche a cessé de battre. Le cœur droit et les veines caves palpitent encore quelque temps, stimulés par le sang qui revient des extrémités depuis longtemps froides et raides ; de là l'expression *d'ultimum moriens* donné au cœur par les anciens.

Richerand (1) a cherché à établir l'ordre dans lequel les facultés intellectuelles cessent et se décomposent. Bichat ne se croyait pas suffisamment éclairé pour tracer les dernières limites de l'intelligence : il a observé que la vie animale cesse

(1) *Physiolog.*, t. III, p. 145.

toujours la première dans la mort naturelle. En effet, le silence de la mort règne sur les appareils de la vie de relation qu'il s'accomplit encore dans la vie organique des phénomènes de nutrition ou des actes de digestion, d'exhalation et d'absorption, des sécrétions, des excrétions, traces finales de la vie qui disparaissent par degrés, par nuances successives. « La mort, dit Buffon, n'est que le dernier terme de cette suite de degrés, la dernière nuance de la vie. »

Le cadavre des vieillards présente des *altérations organiques* qui, tour à tour, pendant la vie, ont été effets ou causes des lésions fonctionnelles.

Le point de départ du dépérissement survient, d'après Buffon, lorsque le corps ayant acquis toute son étendue en largeur et en hauteur, augmente en épaisseur par l'addition de la graisse ; matière surabondante qui enfle le volume du corps et le charge d'un poids inutile. Cependant il y a des constitutions nerveuses entièrement réfractraires à la polysarcie, la maigreur en forme le caractère spécial. Doués de cette organisation privilégiée, les vieillards sont agiles, dispos et conservent toute leur intelligence. Malheur à eux s'ils écoutent encore et trop longtemps les conseils perfides de Vénus !

L'habitude extérieure des personnes âgées est bien connue : le corps est débile, faible et amaigri, émacié autant que possible dans la *décrépitude* ; il est courbé et raccourci par l'affaissement des cartilages intervertébraux, ce qui rend la locomotion de ces *squelettes vivants* difficile et impossible. Les rides de la peau, l'excavation des joues, la chute des dents qui rapprochent les mâchoires au point que le nez et le menton finissent par se toucher, les cheveux blancs ou bien la calvitie complète, déforment et caractérisent le visage des vieillards.

La plupart des tissus organiques ont subi des altérations appréciables. La peau est desséchée ; les muscles, d'après

Seiler et Buffon, deviennent plus durs, plus pâles, moins pesants, plus compactes; il n'en est pas de même pour ceux de la vie organique; Haller a constaté que le cœur des vieillards est généralement flasque et mou; quelques muscles sont ramollis et prêts à entrer en dissolution. Dans le règne animal, il est certain que la chair des vieux mammifères et des oiseaux est plus ferme et plus dense que celle des jeunes animaux; la chair même devient tellement coriace par les progrès de l'âge, qu'on ne peut la manger.

Le système osseux des vieillards est plus compacte que celui des adultes; quelquefois il paraît éburné. Les cellules spongieuses sont gorgées de sels calcaires qui rendent les os plus friables. La nutrition s'y continue, ainsi qu'on peut le voir, au moyen des expériences avec la garance; les parties solidifiées ne sont donc pas mortes au sein de l'organisme, ainsi que Buffon le suppose. Ayant mis des os de momie d'Égypte dans divers acides pour découvrir le tissu fibro-cartilagineux, je n'ai plus trouvé qu'une dissolution de sels calcaires sans aucun vestige de matière animale, gélatineuse.

Dévié de son action physiologique, le phosphate calcaire va inscruter une grande quantité d'organes et particulièrement les tissus élastiques, fibreux, fibro-cartilagineux et cartilagineux. On a vu le cœur entièrement ossifié. Tout le système artériel a offert la même altération. Le sang circule avec difficulté dans ces canaux inertes, il devient moins riche en globules et perd sa force plastique; de là, une cause naturelle de l'atrophie des organes.

Cette altération du fluide sanguin prend sa principale source dans les phénomènes incomplets de la respiration, par suite des lésions organiques survenues dans la texture des organes pulmonaires et dans les parois du thorax. L'ossification des cartilages costaux et même des articulations costo-vertébrales d'une part ; la diminution de capacité des vaisseaux capillaires des poumons, d'autre part, concourent à entraver les phénomènes de l'hématose.

Cette rapide analyse nous montre les tissus organiques détériorés, altérés, quelques-uns indurés et ossifiés ; il y en a qui subissent des transformations hétérogènes.

Le système nerveux devient aussi plus dense, plus consistant et moins soluble dans les alcalis. On prétend que la détérioration du système nerveux amène la mort sénile, et que c'est dans cette transformation que réside le secret de la vie et de la mort.

La mort naturelle a pour cause efficiente les lésions fonctionnelles et les altérations organiques successives qui détruisent l'harmonie et le jeu des fonctions. Attaquée tour-à-tour dans ses principales sources nerveuses, circulatoires et respiratoires, la vie succombe.

La mort sénile présente des variétés : quelquefois la flamme vitale, ce *pabulum vitæ* d'Hippocrate, disparaît, et l'homme expire comme une lampe qui s'éteint. Voir, sentir, entendre, marcher, est le propre de certains vieillards qui ont conservé une grande vigueur d'organisation : ils se couchent pour ne plus se réveiller. Il y en a qui succombent après une petite fièvre erratique, accompagnée de délire. Le passage de la vie à la mort est toujours incompréhensible. L'existence se termine parce que les rouages de la machine humaine paraissent usés. Cela est si vrai, que la durée moyenne de la vie est à peu près la même dans toutes les contrées, sous toutes les latitudes, quel que soit le régime, quelle que soit la constitution organique, enfin, quelles que soient les passions, l'ignorance ou l'instruction des peuples.

Selon Bichat, la mort naturelle procède graduellement de la circonférence au centre ; elle est exempte de douleurs d'après l'opinion des Aristote, des Cicéron, des Buffon ; elle serait plutôt entourée d'une certaine volupté (Platon dans le Timée). De même qu'à l'état embryonnaire, nous n'avons pas conscience de la vie ; de même, le vieillard, avec ses organes affaiblis et détériorés, est surpris par la mort sans prévoir ou sentir la fin prochaine. Vivre est la dernière espérance de l'homme.

L'époque à laquelle arrive la mort sénile varie dans chaque espèce, dans chaque individu. Limitée à quelques heures pour certains animaux et végétaux, la vie s'étend et se prolonge pour quelques êtres privilégiés à plusieurs années et même à des siècles. A quoi tient cette différence dans la vitalité? Suivant Buffon, la durée totale de la vie a pour mesure le temps de l'accroissement et l'induration proportionnelle des tissus ; il dit : « Un arbre ou un animal qui prend en peu de temps tout son accroissement périt beaucoup plus tôt qu'un autre auquel il faut plus de temps pour croître. » C'est ainsi que les poissons cartilagineux vivent des années nombreuses et même des siècles ; c'est ainsi que les animaux terrestres les plus grands qui mettent le plus de temps à leur accroissement meurent moins vite que les petits. Haller attribue la longévité des poissons à leur cœur plus petit, à leur croissance très-lente, à l'ossification tardive du squelette ; circonstances organiques qui maintiennent l'équilibre entre la force répulsive et la force impulsive.

Toutefois, une bonne constitution, un climat modéré, le sol élevé et préservé de l'humidité, sont les conditions les plus favorables à l'espèce humaine pour combattre la mort, surtout en y joignant le régime, le silence des passions, en un mot, en suivant les règles d'une hygiène éclairée.

Avons-nous la puissance de reculer le terme fatal de notre existence? L'art de prolonger la vie a non moins occupé les esprits que la recherche de la pierre philosophale. A notre époque, la vie moyenne est augmentée, en raison des bienfaits de la vaccine qui a coupé court aux épidémies meurtrières des siècles derniers. Relativement à la longévité artificielle, Buffon a dit : « La panacée, quelle qu'en fût la composition, la transfusion du sang et les autres moyens qui ont été proposés pour rajeunir et immortaliser le corps, sont au moins aussi chimériques que la fontaine de Jouvence est fabuleuse. » Quand on est témoin du merveilleux phénomène de l'anestésie générale, on peut légitimement se demander avec M. Reveillé-Parise, « s'il est impossible de trouver une substance éthérée ou gazeuse, qui, également introduite dans les poumons, facilitant l'hématose ou la sanguification, ne maintienne très-longtemps l'activité vitale. » (*Gaz. méd.*, mars 1851.)

M. Veinhold a fait une expérience très-remarquable sur le système nerveux des cadavres. Le cerveau et la moelle épinière étant enlevés, si l'on coule un alliage d'argent, de zinc et de mercure dans le crâne et dans la colonne vertébrale, la circulation et la respiration se rétablissent, les organes locomoteurs exécutent des mouvements compliqués qu'il est impossible de distinguer des mouvements volontaires. Ces phénomènes curieux durent de quinze à vingt minutes et cessent alors par suite de l'épuisement de la sensibilité et de la contractilité, derniers vestiges de la vie.

2º DE LA MORT ACCIDENTELLE. Il est rare de parvenir jusqu'au terme inévitable de notre existence, quoiqu'il y ait de fréquents exemples de mort naturelle au milieu des causes nombreuses de destruction qui nous environnent. La mort accidentelle, la plus fréquente, la moins prévue, comme la désirait César qui eut une mort assez conforme à son goût, arrive de deux manières différentes ; ou bien, elle résulte d'un accident, d'un trouble violent et spontané qui anéantit la vie tout-à-coup, c'est la *mort subite* ; ou bien, elle succède lentement et graduellement au cours des maladies.

Toute mort subite prend sa principale source dans l'un des trois organes essentiels à la vie; ces trois organes, le cerveau, le cœur, les poumons, nommés *atria mortis, trépied vital* de Bordeu, *fonctions vitales* par les anciens, sont tellement enchaînés dans leur action, que la *suspension* même *momentanée* de l'un d'eux *trouble* immédiatement les deux autres dans leur exercice; que l'*arrêt définitif* d'une fonction vitale produit l'*arrêt définitif* des deux autres fonctions et consécutivement la suspension et la destruction de l'harmonie des autres rouages organiques; ceux-ci n'ayant que des rapports éloignés avec la vie, et, pour ce motif, étant désignés par opposition aux premiers sous le nom d'organes des *fonctions naturelles* ou *animales*.

Le mécanisme suivant lequel le jeu des organes est suspendu, arrêté ou détruit, dans la mort subite, sert de base à la seconde partie des *Recherches sur la vie et la mort*, de Bichat. Dans l'apoplexie, aussi bien que dans la commotion, la mort du cerveau arrive la première, et interrompt successivement l'action du cœur, celle des poumons et des autres appareils organiques. Les fonctions de la vie de relation étant placées immédiatement sous la dépendance du système nerveux se trouvent déjà frappées de mort, que les fonctions internes ou de la vie organique continuent encore et cessent les dernières. Le cœur joue le principal rôle dans la syncope : accident très-fréquent après les hémorrhagies, dans le cours des maladies de longue durée, au moment du paroxysme le plus violent des passions. Quand il y a syncope, pour me servir de l'expression de Sydenham, l'homme intérieur peut agir quand l'homme extérieur n'existe plus. La mort par asphyxie frappe d'abord les poumons, ensuite le cerveau et finalement le cœur. Richerand soutient que la mort accidentelle résulte simplement de la cessation de l'action du cœur et du cerveau, la mort par les poumons ne produisant celle du corps qu'en empêchant l'action de ces deux organes essentiels à la vie. La mort accidentelle enchaîne ses phénomènes du centre vers la périphérie.

La puissance de la vie organique est si grande qu'elle entraîne nécessairement la guérison ou la perte de la vie de relation. « Vous ne verrez jamais un animal à sang rouge et chaud vivre encore au dehors, lorsque déjà il n'est plus au dedans ; en sorte que la cessation des phénomènes organiques est toujours un sûr indice de la mort générale (1). » Limitée à l'homme, aux mammifères et aux oiseaux, la théorie de Bichat sur les rapports de la vitalité entre les deux vies est exacte et vraie ; étendue, appliquée aux reptiles et aux poissons, cette théorie est complétement erronée ; elle est cause que cet homme de génie a fait passer l'idée à la place de l'expérience directe, et qu'il n'a pas divisé la vie générale des vertébrés, faute qui lui est reprochée par les physiologistes exacts.

Le poumon, véritable foyer vital, est, selon Bichat, l'organe qui presque toujours cause la mort. Quelques auteurs modernes, d'accord avec M. le professeur Rostan, placent dans le cerveau la source de la vie et la première cause de la mort, qu'il soit primitivement ou secondairement affecté ; il y a plus, le *nœud vital* a été limité, circonscrit à un point du système nerveux cérébro-spinal, à l'origine des nerfs pneumo-gastriques. Une apoplexie de la protubérance annulaire étendue vers ce point, vers ce nœud vital, a foudroyé comme par une décharge électrique, un vieillard que je venais de visiter à l'infirmerie de Bicêtre, et dont j'ai fait l'autopsie avec M. Rochoux.

Aux trois causes organiques de mort accidentelle, il faut, dit Chossat, en joindre une quatrième : la mort par l'appareil digestif. « L'inanition est une cause de mort qui marche de

____

(1) Bichat. *R. Phys. sur la vie et la mort*, p. 254.

front, et en silence, avec toute maladie dans laquelle l'alimentation n'est pas à l'état normal (1). » Epiphénomène des maladies dans le début, elle ne tarde pas à devenir la maladie principale. Il croit que l'inanition est la cause de la mort des phthisiques : mort que n'explique pas suffisamment l'asphyxie, puisque les conditions vitales de la veille ne sont pas modifiées le jour de l'extinction de la vie. La phthisie se termine très-souvent par une syncope mortelle.

Le mécanisme de la mort, dans les maladies, est hérissé de sérieuses difficultés. « Pourquoi, dit M. Adelon (2), meurt-on si promptement dans une péritonite? le péritoine n'est pas chargé de l'accomplissement d'une fonction vitale : il n'est que le lien qui unit à l'abdomen les viscères situés dans cette cavité ; il semble qu'à ce titre une maladie de cette membrane ne devrait jamais être mortelle ; cependant c'est le contraire qui existe. » Une maladie quelconque, aiguë ou chronique, assez violente pour détruire, soit en totalité, soit l'une après l'autre, les fonctions du cœur, des poumons, du cerveau, pour ruiner les forces digestives, devient la cause déterminante de la mort accidentelle.

L'économie animale, dans certaines circonstances inconnues, est anéantie tout entière et d'un seul coup. Il en est ainsi dans le typhus puerpéral foudroyant. A l'ouverture des cadavres, on ne rencontre quelquefois aucune lésion organique appréciable. Il en fut ainsi dans la peste de Marseille de 1720 : on a vu, dit Foderé, périr subitement des hommes, comme s'ils eussent été frappés par la foudre, en ouvrant des ballots de marchandises du vaisseau qui avait apporté la peste. Des ouvriers, occupés à creuser la terre qui servit de sépulture à des pestiférés, tombèrent suffoqués sans qu'il fut possible de les

(1) *Rech. expér. sur l'inanition.* Paris. 1843.
(2) *Dict. méd.*, Art. *Mort.*

rappeler à la vie (1). Les médecins d'Amérique ont donné le nom de *septon* aux effluves pestilentielles qui produisent ce genre de mort. Il est probable que dans ces affections, générales, *totius substantiæ*, le miasme délétère s'introduit par les voies respiratoires de même que les agents anestésiques, foudroie le système nerveux et cause la mort.

CHAPITRE IV.

DES SIGNES DE LA MORT.

Considérations générales. — Les signes de la mort sont nombreux, compliqués, obscurs et très-souvent cachés sous de fausses apparences ; ils se confondent alors avec les symptômes des maladies. Ils diffèrent entre eux par leur signification propre et surtout par leur degré d'importance ; ce serait donc une faute dans un ouvrage didactique que de les décrire successivement sans ordre, sans méthode. Les uns, variables et fugaces, nous traduisent les oscillations du principe vital dans les appareils fonctionnels ; les autres, fixes et certains, nous arrivent du sein de la mort et se caractérisent par des altérations organiques. Il importe de les apprécier à leur juste valeur.

Les premiers, ou les *signes physiologiques*, ne sont véritablement que des *signes négatifs de la mort*. Chaque signe a pour objet d'établir la cessation des fonctions d'un tissu, ou d'un organe, ou bien d'un appareil fonctionnel, et, principalement, de marquer la différence qu'il y a entre la *suspension temporaire* des actes de l'organisation et l'*arrêt définitif* du jeu des organes, arrêt qui équivaut à la mort.

Cependant l'application de nos sens à l'étude de la nature animée, même quand ils sont aidés et soutenus par les nouveaux instruments, par les nouvelles méthodes qui en augmentent la puissance tout en conservant leur précision, nous conduit aux jugements les plus téméraires et les plus fautifs. Dans cette substitution d'un acte *sensoriel* et intellectuel aux actes mêmes de la nature, il y a une source d'erreurs innombrables. Il faudra bien reconnaître que nous sommes incompétents à juger les derniers vestiges de la vie, et que la mort réelle, pour être constatée avec certitude, devra se révéler d'elle-même par une marque indélébile.

Telle est l'importance des seconds signes ou des *signes anatomiques;* ceux-ci possèdent le véritable secret de la mort : ce sont des *signes positifs.* Ils ont toujours inspiré la plus grande confiance. Dire que le corps tombe en putréfaction, c'est donner la certitude de la mort. Parti de ce point de vue, j'ai cherché par quelle voie la fermentation putride s'établit; j'ai interrogé une grande quantité de cadavres dans nos salles mortuaires; j'ai multiplié les expériences sur des animaux vértébrés, animaux formés sur le plan général de l'organisation humaine. La nature livrée à elle-même et qui ne trompe jamais l'esprit attentif dégagé des idées spéculatives, m'a conduit à prendre sur le fait le véritable signe de la mort réelle, la *coloration verte abdominale,* applicable à la constatation régulière des décès.

Physiologiques et anatomiques, les signes de la mort nous instruisent de l'état présent ; 1º des organes de la vie de relation ; 2º des organes de la vie végétative ou organique ; 3º des poumons qui représentent le point central des deux vies : c'est dans cet ordre que je vais les décrire.

Pline le Naturaliste (1), nous a transmis les signes employés de son temps pour constater la mort ; il dit : « Dans les frénésies, le rire ; dans le délire, l'attention du malade aux franges de son lit, son obstination à plier ses couvertures, son indifférence pour ceux qui cherchent à secouer son assoupissement, l'écoulement des matières qu'on s'excuse de nommer ; mais les indices les moins douteux, ce sont le changement survenu aux yeux et aux narines (*in oculorum quidem et narium aspectu indubitata maxime*), la position constante sur le dos, l'inégalité et l'affaiblissement du pouls, et d'autres symptômes observés par Hippocrate, le prince de la médecine. » De la certitude de ces signes au malheur d'être enterré vivant, il n'y a pas loin, et le chapitre suivant, qui traite des résurrections, en est le juste corollaire.

L'incertitude des signes de la mort est si considérable, que chaque auteur fait un choix à sa guise, prend et décrit un nombre variable de caractères spécifiques ; il n'y a ni règle ni méthode à suivre : tout est arbitraire. Depuis Davis, qui reconnaît quatorze signes de la mort réelle, jusqu'à ceux qui n'en admettent plus qu'un seul, soit la putréfaction, soit la rigidité cadavérique, soit l'examen du cœur par l'auscultation, il y a un intervalle comblé par des chiffres divers, *tot capita quot sensus*.

Cette première confusion est suivie d'une seconde non moins grande qui consiste à placer sur la même ligne, au même rang, les signes et les épreuves. Le *signe* de la mort arrive par l'observation ; l'*épreuve* résulte des expériences faites sur le cadavre.

Mais il importe de prouver toute la faiblesse, toutes les fausses apparences des signes physiologiques continuellement rappelés dans les écrits de la science.

(1) *Loc. cit.*, p. 130.

Ve TABLEAU SYNOPTIQUE.

MORT DES ORGANES DE LA VIE DE RELATION.

1° *Facies Hippocratique* ou cadavéreux.
2° Abolition du sentiment et des facultés intellectuelles.
3° Abolition du mouvement.
4° Froid glacial du corps.
5° Raideur cadavérique.
6° Mollesse et flaccidité des yeux qui sont voilés par une toile glaireuse.
7° Coloration livide, terne et plombée de la peau.
8° Décoloration des muqueuses aux orifices naturels.
9° L'affaissement et le froncement des lèvres.
10° Relâchement des sphincters et sortie spontanée des matières d'excrétion.
11° Coloration jaune de la plante des pieds et de la paume des mains.
12° Pointe du pied tournée en dehors.
13° Flexion de la première phalange du pouce vers la paume de la main.
14° Perte de la transparence de la main et des doigts.
15° Pupilles dilatées, fixes, immobiles.
16° Aplatissement des parties du corps sur lesquelles le cadavre repose.
17° Les surfaces en suppuration sont blanches, blafardes et souvent désséchées.
18° Vacuité des artères carotides.
19° Sueur froide du corps.
20° Putréfaction, odeur cadavérique

VIe TABLEAU SYNOPTIQUE.

MORT DES ORGANES DE LA VIE VÉGÉTATIVE.

1° Arrêt définitif des battements du cœur.
2° Arrêt définitif des pulsations artérielles.
3° Arrêt définitif de la circulation veineuse.

VIIe TABLEAU SYNOPTIQUE.

MORT DES POUMONS OU DU FOYER VITAL.

Arrêt définitif de la respiration.

Art. XIX. — **FACIES HIPPOCRATIQUE.**

Hippocrate a fait le tableau le plus fidèle de l'aspect du visage des cadavres, il dit : « Front ridé et aride ; yeux caves ; nez pointu, bordé d'une couleur noirâtre ; tempes affaissées, creuses et ridées ; oreilles retirées en haut ; lèvres pendantes ; pommettes enfoncées ; menton ridé et raccorni ; peau sèche, livide et plombée ; poils des narines et des cils parsemés d'une sorte de poussière d'un blanc terne ; visage d'ailleurs fortement contourné et méconnaissable (1). » Le visage est un Protée qui varie ses formes à l'infini. *Fronti nulla fides.* On rencontre très-souvent pendant la vie le facies cadavérique encore nommé *face adynamique* par Chaussier. La mort est peinte sur le visage décoloré des noyés, des congelés ; la vie semble animer la face de certains pendus et des asphyxiés par la vapeur du charbon. Dans les morts subites qui arrivent sur le champ de bataille ou dans une rixe, les traits représentent l'expression du sentiment qui animait le visage (Sédillot). La terreur de la mort en grave subitement l'empreinte sur le visage. Les maladies nerveuses, les hémorrhagies, les évacuations excessives, une longue abstinence produisent quelquefois un état syncopal qui occasionne une pâleur mortelle. Le facies hippocratique se caractérise rapidement dans le typhus et les affections typhoïdes, dans le choléra, etc. La mort apparente s'accompagne presque toujours de la couleur jaune paille, livide de la face. Quelle certitude peut-on tirer d'un signe aussi mobile? Ici, des malades ont la pâleur de la mort : là, des morts offrent le visage vermeil de la santé.

(1) *De morbis,* lib. II, sect. 5.

Art. XX. — **ABOLITION DU SENTIMENT ET DES FACULTÉS INTELLECTUELLES.**

La suspension des actes de l'intelligence et de l'exercice des organes des sens arrive très-souvent dans le cours des maladies ; elle s'obtient même chaque jour au moyen de l'anestésie chirurgicale. Le tétanos, l'épilepsie, la syncope, l'hystérie, l'asphyxie, l'apoplexie, etc., font perdre au cerveau son activité, son énergie fonctionnelle, et alors tous les phénomènes de sensibilité et de contractilité disparaissent. Le sentiment est quelquefois tellement éteint, que des extatiques et des convulsionnaires sont demeurés insensibles aux stimulants les plus énergiques et même à l'action du feu. Une cause morale vive a souvent produit l'insensibilité en même temps qu'elle a suspendu la respiration et la circulation. Combien de fois les passions telles que la peur, le chagrin, la colère, la joie n'ont-elles pas bouleversé le système nerveux et aboli le sentiment. A l'annonce d'une fatale nouvelle, certaines personnes naguères bien portantes furent frappées d'insensibilité absolue. Rien de plus fréquent que la perte du sentiment et des facultés intellectuelles ; ce signe est trop équivoque pour caractériser la mort.

Art. XXI. — **ABOLITION DU MOUVEMENT.**

Le corps est dans un repos complet et comme enchaîné quand il y a paralysie, syncope, catalepsie... Cette immobilité absolue et maladive ne diffère point de l'immobilité cadavérique.

Art. XXII. — **FROID GLACIAL DU CORPS.**

La perte de la chaleur naturelle n'est pas un signe de mort absolu, caractéristique. Dans les épidémies de choléra à Saint-Pétersbourg (Barry), dans l'Inde (Annesley) et à Paris, les malades conservaient jusqu'au dernier moment une peau froide comme le marbre, et d'un froid humide comme la peau des batraciens.

La caloricité du corps n'est plus sensible dans la fièvre pernicieuse algide. A Brinville, j'ai sauvé Mme Pal., d'une fièvre de cette nature, qui, un moment, avait plongé la malade dans un état de mort apparente: la peau était glacée, la respiration insensible, le pouls n'existait plus, etc.

Dans la dernière période de l'hystérie, de l'hypochondrie, dans la submersion et surtout pendant la congélation, le corps est complétement froid, et il vit : le corps des asphyxiés par la vapeur du charbon, par la strangulation, conserve très-longtemps sa chaleur vitale, et il est mort. Si la chaleur soutient l'activité du principe vital, le froid la diminue, la suspend et ne la détruit pas constamment.

La chaleur vitale est tellement variable sous l'influence de l'âge, du sexe, de la constitution, de l'état atmosphérique, du sommeil, de la veille et des maladies, que le refroidissement du corps ne saurait être considéré comme un signe de mort. Que le corps soit froid ou chaud la mort n'en est pas moins incertaine.

Art. XXIII. — RIGIDITÉ CADAVÉRIQUE.

La raideur cadavérique se caractérise par une tension très-forte, très-solide, de tout l'appareil locomoteur: elle détermine l'allongement du corps.

La rigidité du cadavre est un épiphénomène au relachement général et primitif des systèmes organiques. La physiologie expérimentale démontre que ces deux modifications physiques sont successives dans les tissus, moins toutefois le tissu osseux qui ne change pas. Que la mort soit accidentelle ou sénile, les organes de la vie de relation se trouvent privés de l'action tonique qui les resserrait pendant la vie : ils tombent dans un état de mollesse et de flaccidité, auquel succède, après un temps variable, la raideur du corps. C'est pourquoi Mahon a prétendu que la perte de la vie ne pouvait être jugée par la rigidité des membres, qui est un phénomène secondaire. Rigaudeaux tira une conclusion plus juste, en considérant comme frappée de mort apparente une personne dont tous les organes présentaient de la flaccidité et du relâchement. Nous verrons que la rigidité appartient a deux états du corps différents et même opposés : dans l'un, elle se dissipe et la vie se ranime ; dans l'autre, elle se dissipe encore et la mort est certaine.

La rigidité cadavérique suit une marche assez régulière quoique très-variable pour son début. Selon Nysten, elle apparaît au tronc, au col, s'étend aux membres thoraciques, puis aux membres pelviens, et disparaît peu à peu dans le même ordre. Si le degré de son intensité est faible, elle reste bornée à l'une de ces parties. Quand elle est générale, le cadavre forme un tout continu, une espèce de statue organique, solide et résistante que l'on peut soulever d'une seule pièce.

La durée de la raideur du cadavre est toujours en rapport avec son époque de développement. Elle est si fugitive, si rapide chez certains malades qui succombent à des affections chroniques, que Haller et Bichat ont positivement nié sa constance absolue dans tous les genres de mort. Rochoux, Julia Fontenelle et Grimaud ont vu manquer ce prétendu signe certain de la mort. Bally rapporte que, chez un hémiplégique, la rigidité se fixa au côté paralysé et laissa souple et flasque le côté sain. Dans un cas d'asphyxie, Renauldin a observé des organes durs, rigides, et d'autres organes mous et dépressibles. Quand la mort arrive lentement et que les fluides sont décomposés, muscles, ligaments et articulations sont très-flexibles et très-mous. Les variations dans le développement de ce signe très-important, les variations de sa durée, qui embrassent quelques minutes jusqu'à plusieurs jours, rendent compte des erreurs et des opinions opposées. En étudiant ce phénomène depuis le moment de l'agonie jusqu'à son apparition, sans quitter le cadavre, je l'ai toujours vu se manifester soit en totalité, soit sur quelque partie du corps. On l'a vu survenir lorsque le cœur battait encore.

Quelle est la cause de la rigidité des cadavres? Elle ne coïncide pas toujours, ainsi que le veut Nysten, avec l'extinction de la chaleur vitale. Morgagni a constaté que, dans certaines morts subites, la rigidité cadavérique commençait, quoique le corps eût conservé sa chaleur naturelle. Louis a très-bien observé que la raideur des membres n'est point l'effet de la diminution de la chaleur. « N'avons nous pas vu, dans le choléra asiatique, dit M. Orfila (1), quelques heures après la mort, les membres excessivement raides, tandis que les muscles de ces mêmes membres étaient encore chauds. » Consultons la physiologie expérimentale. Ayant détruit, broyé et enlevé par la lévigation à l'eau tiède, toute la moelle épinière à des mammifères, j'ai vu la raideur commencer par le tronc, ou bien par les membres, ou enfin par toutes les parties du corps d'une manière presque égale, uniforme et continue. Dans les jeunes oiseaux, ayant enlevé la moelle, j'ai observé que la rigidité s'emparait souvent des membres pelviens avant de raidir les ailes et de rendre le col et le tronc immobiles. Les cadavres de quelques animaux ont été placés dans des conditions artificielles de chaleur graduée, et alors, par la présence du calorique, la souplesse des organes résiste davantage: elle cède pourtant, et la rigidité triomphe même du calorique libre en application. De ces faits, je conclus qu'après la destruction de la moelle, la rigidité ne suit plus une marche régulière, et que le système nerveux, ainsi

______
(1) *Méd. lég.*, t. II, p. 14.

qu'on le suppose, serait la véritable *cause* de la raideur du cadavre.

On démontre, en physiologie, que le *siége* de la rigidité cadavérique s'établit dans le système musculaire, de même que nous venons de voir ce phénomène prendre sa source ou sa *cause* dans le système nerveux. Que l'on enlève la peau, les aponévroses, les ligaments articulaires et même les capsules synoviales, les membres conserveront toute leur raideur ; mais à peine les muscles seront-ils coupés, les organes ci-dessus restant intacts, que les articulations deviendront très-mobiles. Considéré en lui-même, ce signe cadavérique, selon Nysten, ne dépend pas d'une propriété physique, il a pour cause un dernier vestige de contractilité musculaire, assez fort pour raidir les muscles, assez intense pour maintenir le corps dans la position où la vie l'a abandonné.

Les obstacles qui s'opposent à la rapidité du développement de la rigidité sont : le rachitisme, l'asphyxie par submersion et par la vapeur du charbon, la petite vérole, les exhalaisons des fosses d'aisances, l'infiltration séreuse des tissus.

Quelle est la valeur de ce signe cadavérique ? La rigidité qui succède régulièrement à l'extinction de la chaleur vitale établit une forte présomption et non pas une certitude de la mort. M. Orfila (1) dit : « La *raideur* peut être considérable chez une personne qui a été *gelée*, qui n'est pas encore morte, et qui peut même être rappelée à la vie. Cette raideur ne saurait être confondue avec celle de la mort, parce que l'on sait que le corps a éprouvé l'action d'un froid considérable... D'ailleurs, quand on enfonce la peau d'une personne congelée. en appuyant fortement dessus avec le doigt, on produit un creux qui tarde beaucoup à disparaitre ; quand on change la position d'un

(1) *Secours à donner aux personnes empoisonnées ou asphyxiées.*

membre congelé, on entend un petit bruit qui dépend de ce que l'on brise les petits glaçons contenus dans la partie de l'os déplacé. 2° La *raideur* à laquelle Nysten a donné le nom de *convulsive* et qui se manifeste quelquefois dans les maladies nerveuses graves, se distingue facilement de la raideur cadavérique. Lorsqu'un membre est raide par suite de tétanos, de convulsions, etc., on éprouve la plus grande difficulté à le faire changer de situation, et lorsqu'on y parvient, il reprend aussitôt sa première position. Il n'en est pas de même dans la raideur cadavérique ; le membre dont on a changé l'attitude ne retourne plus vers le lieu où il était. 3° La *raideur* qui se manifeste dans certaines *syncopes* ne peut pas être confondue avec la raideur cadavérique ; en effet, dans la syncope, la raideur a lieu presque immédiatement après que la maladie a commencé ; la poitrine et le ventre conservent de la chaleur ; tandis que la raideur cadavérique ne s'observe que quelque temps après la mort et lorsque la chaleur du corps n'est plus sensible à nos sens. 4° La *raideur* que l'on remarque quelquefois chez les *asphyxiés* peut être aisément distinguée de la raideur cadavérique. Supposons une personne asphyxiée depuis dix à quinze minutes et dont les membres sont raides ; il est impossible que cette raideur soit le résultat de la mort, puisque les cadavres des asphyxiés qui meurent dans l'espace de quelques minutes ne deviennent raides qu'au bout de plusieurs heures. » Ce diagnostic différentiel, très-important en médecine, n'empêchera pas les étrangers à la science de confondre la rigidité cadavérique avec le tétanos, avec la raideur convulsive, avec la congélation et l'asphyxie ; il y a plus, la mort est réelle, et les membres sont flexibles ; en voici un exemple :

XXXVIᵉ Observation. — « Une fille de l'âge de seize à dix-sept ans, morte il y a peu d'années dans la paroisse de Saint-Sulpice, fut *réputée vivante*, parce qu'elle avait de la flexibilité dans les membres. M. de Pansemont, alors curé de cette paroisse, m'appela, dit Portal (1), pour prononcer sur ce fait : ma réponse fut qu'elle était morte, ayant reconnu en elle un commencement de putréfaction. » La putréfaction commençante s'accompagne souvent de la flexibilité des membres et surtout de la mollesse des tissus.

XXXVIIe Observation. — Mme Hall, de Londres, fournit un exemple de la rigidité des membres dans les affections nerveuses. Saisie de tremblements, de convulsions générales après l'accouchement, la malade, sans respiration, sans pouls, *raide et froide* fut jugée morte. Un médecin lui donna tous les secours dans l'idée d'une mort apparente. La rigidité était si considérable, que la garde-malade eut l'impudence de demander au médecin si les morts avaient besoin de ses services. Les secours ayant été continués avec persévérance, dans la soirée du deuxième jour le corps devint graduellement plus chaud ; le matin suivant, la respiration fut sensible ; elle sortit enfin de cet état de mort apparente et revint à la santé (2).

Ces deux faits prouvent que l'on ne doit pas regarder la rigidité des membres comme un signe de mort, ni leur flexibilité comme un signe de vie.

Art. XXIV.—**MOLLESSE ET FLACCIDITÉ DES YEUX**
QUI SONT VOILÉS PAR UNE TOILE GLAIREUSE.

Au moment de la mort, la cornée transparente est habituellement tapissée par une toile glaireuse, d'un aspect pulvérulent et flasque qui se brise par le toucher, et que le frottement enlève. Lorsqu'elle se forme sans obstacle, elle devient assez épaisse pour ternir la cornée au point de cacher la pupille. L'humeur glaireuse paraît résulter d'une sécrétion spéciale de la cornée ; elle

(1) *Loc. cit.*, p. 49.
(2) Davis, *loc. cit.*, p. 66.

commence au moment de l'agonie et se complète à la mort. Plusieurs maladies produisent la couche glaireuse, ainsi que feu Sanson nous l'a prouvé à sa clinique. A Metz, les femmes du peuple qui voient la toile glaireuse se former disent : *c'est fini, le larmier est rompu.* En Danemarck, au rapport de Winslow, on dit : « *voilà qui est fait, les yeux sont crevés.* »

Louis s'est livré à une étude particulière et approfondie des modifications cadavériques qui surviennent aux organes de la vision. Il dit : « La perte du brillant des yeux et la formation de la toile glaireuse ne sont cependant point des signes certains de la mort ; car on a remarqué que les yeux se ternissent dans plusieurs occasions, et j'ai souvent vu un enduit de matière glaireuse sur la cornée dans plusieurs maladies des paupières. Mais les *yeux des morts deviennent flasques et mous en fort peu d'heures* : il n'y a aucune maladie, aucune révolution dans le corps humain vivant qui soit capable d'opérer un pareil changement. Ce signe est vraiment caractéristique, et j'ose le donner pour indubitable. Tant que le globe de l'œil conserve sa fermeté naturelle, on ne peut pas prononcer que la personne est morte, quelles que soient les autres marques qui induisent à le penser ; l'affaissement et la mollesse des yeux dispensera d'attendre la putréfaction (1). »

La flaccidité et la mollesse des yeux aussi bien que la toile glaireuse sur la cornée transparente sont des signes très-incertains de la mort. Selon M. Orfila, la vie n'est pas éteinte dans certaines asphyxies, quoique les yeux soient affaissés, mous et obscurcis par une toile glaireuse. Sur une femme octogénaire, atteinte d'ophthalmie chronique, j'ai observé le défaut d'éclat des yeux, occasionné par l'opacité de la cornée et par la pellicule

____

(1) *Lett. sur la certitude des sig. de la mort.* Paris, 1752. Let. IV, p. 155.

glaireuse, et de plus la mollesse de ces organes : signes communs à la vie et à la mort. Davis dit qu'un Anglais atteint d'une hémiplégie avait, quelques jours avant la mort, les yeux affaissés, enfoncés et couverts de la pellicule semblable à une toile d'araignée. Après une forte commotion, il dit encore que les yeux sont devenus flasques et mous.

La vie est éteinte chez certains noyés et cependant, selon Desgranges, les yeux sont volumineux et brillants. Après les attaques d'apoplexie foudroyante, l'organe visuel devient plus gros et plus brillant. « Ce phénomène dont Louis n'a pas fait mention, dit M. Orfila, tient à l'accumulation du sang après la mort dans les cavités droites du cœur, et à son refoulement vers les veines de la tête, de la face et de l'œil, parce que l'estomac a été distendu par des gaz et a poussé le diaphragme de bas en haut. » C'est alors que l'on a vu la face des morts se colorer, les yeux s'animer et les pupilles comme sensibles et contractiles. La rotation des globes oculaires a été signalée par M. Sedillot (1) en ces termes : « Je les ai vus fortement tournés en dedans ou en dehors sans qu'il fût possible d'en assigner la cause. Ils sont ouverts et saillants, ou la paupière les cache en partie, et le globe oculaire est enfoncé. » Les yeux présentent des aspects trop variables pour caractériser la mort.

Art. XXV. — COLORATION LIVIDE ET TERNE DE LA PEAU.

A l'instant de la mort, il s'opère un refoulement du sang de la circonférence vers le centre qui amène la pâleur extrême de la peau, surtout au visage. La pâleur mortelle s'imprime également sur la membrane muqueuse qui tapisse les orifices naturels. Ce mouvement concentrique de la circulation sanguine

(1) *Manuel de méd. lég.*, p. 437

n'est pas toujours complet, aussi la couleur de la peau et des muqueuses varie-t-elle suivant l'état de plénitude ou de vacuité du système capillaire. Le blanc mat, terne, plombé, la teinte livide générale ou circonscrite en vergetures, en sugillations, constituent autant de nuances différentes qui sont en rapport avec le milieu ambiant, avec le temps qui s'est écoulé depuis la mort, avec le genre de maladie. La position du cadavre rend compte des phénomènes d'hyperémie hypostatique ou des effets capillaires principalement localisés aux parties les plus déclives.

La coloration de la peau est un signe très-équivoque. Dans l'asphyxie, au lieu d'être pâle, blanche, l'enveloppe tégumentaire externe devient rouge, violacée et quelquefois d'une teinte rosée uniforme. La face du cadavre se colore, soit par une position déclive de la tête, soit par le refoulement du sang de la poitrine vers l'extrémité céphalique. Pendant le cours des maladies, il n'est pas rare d'observer des taches livides, des vergetures, une teinte jaune paille et plombée de la peau. L'impression vive du froid, les passions violentes, plusieurs maladies nerveuses, bouleversent tout l'organisme au point que la peau et surtout celle du visage perdent instantanément le caractère de la vitalité et nous offrent une pâleur mortelle.

Art. XXVI. — L'AFFAISSEMENT ET LE FRONCEMENT DES LÈVRES.

Dans les affections nerveuses convulsives, les lèvres sont froncées, ridées, ou bien affaissées ; le corps est froid et insensible aux stimulants ; la respiration devient rare, se suspend ; le pouls cesse de battre et la mort paraît certaine ; ces graves symptômes se dissipent peu à peu et la vie reparaît. Dans l'asphyxie par le charbon et chez les pendus, les lèvres sont souvent enflées et bleuâtres, et rarement affaissées et froncées. Les blessures, les phlegmasies du diaphragme s'annoncent par le rire sardonique :

contorsion des lèvres que l'on a vue persister après la mort. Durant les maladies chroniques, les lèvres sont pendantes, molles, décolorées et quelquefois froncées et tirées vers l'une des commissures par les contractions des muscles labiaux. L'affaissement et le froncement des lèvres ne s'observent pas toujours chez les individus morts d'apoplexie, d'asphyxie, etc. : ce signe fugace, inconstant, et qui fait partie du faciès hippocratique, ne sera jamais le signe positif de la mort.

Art. XXVII. — RELACHEMENT DES SPHINCTERS ET SORTIE SPONTANÉE DES MATIÈRES D'EXCRÉTION.

L'incontinence des urines et des matières fécales arrive dans le cours des maladies nerveuses, de la dyssenterie, et, en général, dans les affections où le mouvement péristaltique des intestins est considérablement augmenté et se fait par secousses convulsives qui poussent au dehors les matières fécales, malgré la contractilité du sphincter de l'anus.

Quand la mort survient, il se fait aussi un écoulement involontaire des matières d'excrétion par suite du relâchement des sphincters. Le relâchement est remplacé par une forte contraction pendant toute la durée de la rigidité cadavérique. Ces deux conditions opposées, le relâchement et la contraction des sphincters, appartiennent également à la vie et à la mort. Les Turcs ont coutume de faire l'examen de l'anus pour s'assurer de la mort. Si le sphincter est contracté, la mort est apparente, et ils donnent tous les secours nécessaires pour rappeler la vie ; s'il est relâché, la mort est réelle. Nous savons que le sphincter cède à l'impulsion violente et convulsive des intestins, qu'il est paralysé dans certains cas, et que son irritabilité se trouve momentanément suspendue. Or, dans ces diverses circonstances, la vie n'est pas éteinte, quoiqu'il y ait sortie spontanée des matières alvines.

Le cardia ou l'orifice œsophagien de l'estomac, espèce de sphincter, ayant perdu sa contractilité à la mort, livre passage aux substances liquides et solides contenues dans le viscère gastrique. Entraînées par leur propre poids ou poussées au dehors par des gaz qui distendent le ventre et compriment l'estomac, les matières alimentaires remontent dans l'œsophage et sortent par la bouche ; elles pénètrent quelquefois dans les voies aériennes. On a confondu avec le mouvement actif du vomissement cette progression passive des aliments.

Art. XXVIII. — **POINTE DU PIED TOURNÉE EN DEHORS.**

Les difformités accidentelles ou congénitales des membres pelviens suffiraient pour faire rayer ce caractère variable et non spécifique de la mort. Pendant la vie, le marasme, la prostration musculaire, certaines maladies des articulations abandonnent le pied à sa pesanteur naturelle et la pointe se tourne en dehors, sens naturel de rotation ou du mouvement des jointures que l'on remarque sur le cadavre.

Art. XXIX. — **FLEXION DE LA PREMIÈRE PHALANGE DU POUCE VERS LA PAUME DE LA MAIN.**

Lorsque la vie s'éteint, le pouce se courbe, se dirige dans le creux de la main vers la base du doigt auriculaire, et il se trouve recouvert et comme enveloppé par les autres doigts rapprochés et fléchis.

Le signe de la mort indiqué par Villermé n'a pas beaucoup d'importance, parce que le moindre choc mécanique dérange cette position éphémère du pouce, parce que la position n'est pas constante : elle manque dans la mort qui arrive par suite d'affections chroniques et principalement dans les fièvres puerpérales de longue durée. D'ailleurs, tout individu mutilé des deux mains perdrait ainsi le seul signe caractéristique de la mort.

Art. XXX. — PERTE DE LA TRANSPARENCE DE LA MAIN ET DES DOIGTS.

Les doigts étant étendus, rapprochés et placés entre l'œil et la lumière, on aperçoit une transparence qui a été considérée à tort comme une preuve certaine de vitalité. M. Orfila a répété l'expérience sur les mains des cadavres, et il a trouvé la même transparence que pendant la vie. On observe quelquefois une diaphanéité plus grande quand il existe une infiltration dans le tissu cellulaire sous-cutané de la main et des doigts.

Art. XXXI. — PUPILLES DILATÉES, FIXES ET IMMOBILES.

L'immobilité de la pupille est un phénomène qui appartient à l'amaurose, à l'asphyxie, à la catalepsie et à plusieurs autres affections nerveuses ; elle ne saurait être regardée comme le signe de la mort réelle.

Art. XXXII. — APLATISSEMENT DES PARTIES DU CORPS SUR LESQUELLES LE CADAVRE REPOSE.

Blumenbach a donné, pour caractériser la mort, l'un des signes les plus fugaces : c'est la dépression ou l'aplatissement des parties du corps sur lesquelles le cadavre repose. Qu'il y ait œdème ou infiltration séreuse d'une région, et le poids du corps sur cette région suffira, pendant la vie, pour laisser des marques d'aplatissement très-apparentes. Que le cadavre reste sur sa couche funéraire et il conservera toutes ses formes naturelles.

Art. XXXIII.—VACUITÉ DES ARTÈRES CAROTIDES.

Legallois (1) dit : « Cet état des carotides est un des *signes* les plus sûrs et les plus prompts que l'on puisse avoir de la mort d'un animal. C'est, dis-je, un des plus prompts, puisqu'on peut le constater à l'instant même où la circulation s'arrête, et lorsque les *battements du cœur continuent encore.* » Il revient sur ce signe infaillible de la mort et en termes plus formels. « Parmi les signes certains de la mort, il faut donc compter tous ceux qui prouvent que la circulation a cessé. C'est pour cela que la vacuité des carotides en est un infaillible, lors même que les battements du cœur sont encore distincts à travers les parois de la poitrine. D'où il suit qu'il s'en faut bien que le dernier terme de la vie s'étende, comme on l'a dit (2), jusqu'à l'abolition de l'irritation dans cet organe. » Le savant physiologiste présente de sérieuses objections contre le signe qu'il croit le stigmate mortel. « Il arrive quelquefois, ajoute-t-il, que ces artères contiennent encore un filet de sang et qu'elles sont plus ou moins inondées, *quoique la circulation soit arrêtée.* Pour s'assurer de la vérité dans ce cas, il suffit de découvrir une des carotides dans une certaine étendue, et de la presser du bout du doigt en la faisant glisser de la poitrine vers la tête. » Aucun médecin ne sera tenté de répéter cette épreuve sur l'homme et uniquement pour s'assurer de la réalité de la mort : expérience grave qui appartient à la physiologie.

L'opinion de Legallois est fautive quant à la cessation de la vie pendant les contractions du cœur. Tant que le cœur bat, la

(1) *OEuvres*, t. I, p. 88, 148 et 283.
(2) Haller, *Elém. Phys.*, t. VIII. l. xxx. p. 123.

vie continue : elle continue même encore quand il a cessé de battre. « Quoiqu'on ne sente pas le mouvement des artères, dit le célèbre Louis (1), et que la main portée sur la région du cœur ne puisse en reconnaître les pulsations, ce n'est pas un signe que le principe vital soit entièrement éteint.

Art. XXXIV. — **SUEUR FROIDE DU CORPS.**

Lorsque la peau est froide et recouverte d'une sueur froide et visqueuse, qu'il y a perte des sens, suspension du pouls et de la respiration, le pronostic populaire est invariable, le malade est mort. Ces phénomènes, propres à la vie et à la mort, se remarquent dans un grand nombre d'affections morbides. Le choléra, plusieurs névroses, les passions violentes, et, en général, toutes les impressions très-vives qui modifient instantanément le système nerveux s'accompagnent d'un sueur froide, glaciale.

Art. XXXV. — **DE LA PUTRÉFACTION.**

Les êtres organisés abandonnés par les forces vitales ou physiologiques au moment de la mort, tombent dans le domaine des forces physiques ou générales. Ce changement de puissance directrice, détermine peu à peu dans les cadavres une décomposition des tissus organiques avec développement de gaz fétides et production de nouvelles substances. L'altération spontanée de la matière animale produit une espèce de mouvement moléculaire nommé *fermentation putride*.

Les auteurs qui ont étudié la nature, s'accordent tous à considérer la fermentation putride comme le signe le plus certain de la mort ; vie et putréfaction étant, selon M. Bérard, deux idées absolument opposées et contradictoires. Toute la difficulté pour

(1) Let. IV, p. 122.

constater les décès sans commettre d'erreurs, consiste dans la manière de se servir du signe infaillible de la mort.

On a pris tantôt la putréfaction *au début*, tantôt la putréfaction *avancée* pour marquer avec certitude l'extinction de notre existence. Selon Zacchias (1), la mort est irrévocable quand la putréfaction est commençante. « *Pro certo concludendum hominem verè mortuum, non nisi incipiente putredine cadaveris certo cognosci posse.* » Terilli, l'Esculape vénitien, ayant observé que le corps est quelquefois privé de toute fonction vitale, et que le souffle de vie se cache tellement qu'il ne diffère en rien d'un cadavre, a soutenu qu'on se rendait homicide si l'on enterrait avant qu'il ne s'exhalât une odeur cadavéreuse : indice du premier degré de la décomposition du corps. Haller a objecté avec raison que, dans certaines maladies, cette odeur préexiste à la mort. Portal dit (2) : « La putréfaction est le seul vrai signe de la mort. Des taches livides paraissent sur la peau, il s'exhale du sujet une odeur fétide, cadavéreuse qui lui est propre, et que l'on distingue fort aisément. C'est donc un devoir sacré d'attendre avant d'ensevelir un corps qu'il soit réduit à cet état où sa mort ne puisse plus être douteuse. » Mercatus exige aussi que l'on constate la lividité de quelque partie ou qu'il émane du corps une odeur cadavérique. « Le temps seul est le juge compétent sur la vie et sur la mort, suivant Luga (3), et le plus sûr moyen est de garder le cadavre jusqu'à ce que les caractères indiqués de la putréfaction se manifestent. » C'est l'opinion de Davis (4). « Traitons toujours le corps, dit-il, comme s'il était vivant, et ne renonçons à nos

(1) *Quest. Méd. légal.*

(2) *Inst. sur le Trait. des asphyx., noyés,* etc., p. 51, 1805.

(3) *Moyen de rendre impossible l'enter. des pers. vivant.,* p. 26, an 1804.

(4) *Loc. cit.,* p. 123.

moyens que lorsque la putréfaction commence à s'établir » Lancisi (1) a également recommandé d'attendre la putréfaction pour s'assurer de la mort.

Cependant des objections graves ont été faites contre le début de la fermentation putride pour caractériser la mort. Fourcroy a signalé des taches non équivoques de putridité sur différentes parties du corps pendant la vie. Fodéré rapporte que « le corps d'une jeune femme était couvert de taches violettes et noires, quatre heures avant qu'elle ne succombât à un accès d'hystérie. » Davis fait observer que, dans l'asphyxie, il y a des taches violettes, livides sur le corps. Au rapport de Vigné (2), deux malades frappées de typhus ayant tout le corps couvert de taches noirâtres, brunâtres répandaient une odeur infecte. Privées de sentiment et de mouvement, elles tombèrent dans un état de mort apparente dont il les fit sortir à l'aide de soins empressés. L'opinion de Louis est importante : « Si l'on se contente d'un commencement de putréfaction, dit-il, les taches livides de la peau et la mauvaise odeur du sujet détermineront le jugement. Mais les taches livides ne sont pas des marques certaines de pourriture, » et le corps en état de santé aussi bien que dans les maladies exhale quelquefois une odeur infecte. Concluons que le début de la putréfaction ne peut être qu'un signe problématique de la vie ou de la mort lorsqu'il n'est soumis à aucune marque fixe, régulière.

La putréfaction ne devient pour tous le véritable indice de la mort que du moment, ainsi que l'a fait judicieusement observer Marc, qu'elle est bien établie. Davis s'exprime ainsi : « J'entends par putréfaction animale une décomposition universelle caractérisée par des taches livides, plombées, noires *sur toute l'étendue de la peau* et une odeur puante qui s'exhale

(1) *Trait. des morts sub.* Rome 1707
(2) *Trait. de la mort app.*, 1841

de *toutes les parties du corps.* » Or, le sphacèle ne peut
jamais être universel, autrement ce serait la putréfaction
générale et la mort. Bruhier exige que la putréfaction soit
constante, absolue, quel que soit le temps qui doive s'écouler.
M. Orfila (1) a exprimé cette grande vérité en termes clairs :
« Si la putréfaction est assez avancée pour qu'il ne reste
aucun doute sur son existence, la mort est certaine. » C'est
une opinion généralement admise, avec ce célèbre professeur, « qu'un commencement de putréfaction ne suffit pas
pour affirmer que la vie a cessé » et de plus, relativement à
l'hygiène publique, « qu'il pourrait être dangereux pour les
assistants d'attendre pour inhumer le cadavre qu'il fût entièrement pourri. » L'abbé Desfontaines s'est élevé avec force contre
le seul signe certain de la mort ; il trouve que « la putréfaction
des morts est capable d'empoisonner les vivants. » On ne saurait nier sans injustice l'influence pernicieuse sur la santé des
odeurs fétides qui se dégagent dans la fermentation putride
avancée. Dans son essai sur le danger des sépultures au milieu
des villes et dans l'enceinte même des églises, Scipion Piattoli (2) a cité des faits nombreux qui prouvent l'influence funeste, délétère, des miasmes putrides sur la santé. Les ouvrages
de Maret (3), de Haguenot (4), de Ramazzini (5) pour les fossoyeurs, renferment des observations d'individus qui ont été

(1) *Loc. cit.,* t. II, p. 19.

(2) *Saggio intorno al luogo del sepellire.* Traité italien, imprimé par
ordre de M. le duc de Modène, et traduit en français par Vicq d'Azyr,
sous ce titre : *Essai sur les lieux et les dangers des sépultures.* Paris,
1778. — *Voy.* les p. 108, 109 et 110.

(3) *Dissert. sur les dang. des sépult.,* 1773. — *Mém. sur les moy. à
employer pour rappeler à la vie les pers. dans un état de mort app.*
Dijon, 1776.

(4) *Mém. sur les dangers des inhum.* Montpellier, 1744.

(5) *De morb. artif.*

suffoqués, tués par les éffluves cadavériques, ou qui ont été frappés de typhus, de fièvres putrides malignes. Les odeurs fétides qui s'exhalent des corps vivants sont également délétères et nuisibles à la santé. Dans un mémoire sur les *vices des humeurs* inséré parmi les *Mémoires de l'Académie de chirurgie*, Quesnay cite des exemples de l'influence fâcheuse des mauvaises odeurs sur la vie. A. Paré, fut saisi d'une odeur si fétide, en découvrant le lit d'un pestiféré pour panser un bubon, qu'il tomba subitement en syncope. Vanswieten dit qu'un médecin tomba en syncope en respirant le sang d'une femme atteinte de fièvre putride.

Une *odeur* quelconque, lorsqu'elle est intense, est capable de produire de graves accidents et même d'anéantir la vie. Les émanations du corps des animaux n'ont pas seules le triste privilége de nuire à l'organisation animée : les odeurs de fleurs, si douces, si suaves, déterminent des vertiges ; quand elles sont concentrées et fortes, elles ont causé la mort. Les effets des odeurs sur l'économie animale sont aussi nombreux que bizarres et variés : ici, la renoncule, la malva moscata, incommodent fortement ; là, par un contraste étonnant du sens olfactif, la rose blanche est agréable et la rose rouge fait tomber en faiblesse ; là-bas, les fortes odeurs d'une pharmacie déterminent une syncope chez un paysan qui, selon Pauli, reprend ses sens en respirant de la fiente de bœuf. L'épilepsie, l'hystérie et les autres affections nerveuses dont le cortége est si grand, ont été très-souvent provoquées par de simples odeurs. Le narcisse, la violette, le lys et quelques plantes moins odorantes ont occasionné la mort. Labruyère a eu tort de croire que c'est par mignardise que certaine femme veut aimer la violette et s'évanouir aux tubéreuses.

Les odeurs ont une double action sur la santé ; par leurs particules odorantes elles frappent l'organe de l'olfaction et

elles ébranlent tout le système nerveux ; par l'acide carbonique
que dégagent les fleurs, par les agents délétères qui émanent de
la putréfaction, elles agissent sur les fonctions de l'hematose
qu'elles altèrent, qu'elles détruisent ; l'un, l'acide carbonique,
est un gaz impropre à la respiration et qui tue par asphyxie ; de
sorte, qu'il y a un véritable danger à conserver un grand nombre
de fleurs dans un espace étroit ; l'autre, est un miasme putride,
inconnu dans sa nature intime, et qui, porté dans le torrent
circulatoire après avoir pénétré dans les voies de la respiration, va stupéfier, anéantir les organes.

Toutefois l'habitude émousse le sentiment et devient une
seconde nature. Autrefois, les Athéniens voluptueux allaient au
parfum comme de nos jours le gourmet va au *café*. Les Orien-
taux ont toujours conservé un goût exagéré pour les odeurs sans
en être autrement indisposés. Les anatomistes sont également
réfractaires aux miasmes cadavériques les plus infects. Pendant
quatre années consécutives, je me suis occupé d'un travail sur
les macérations des tissus et l'odeur putride, quelquefois très-
forte, très-pénétrante, ne m'a causé aucune indisposition. Je préfère de beaucoup l'odeur du cadavre à l'odeur du musc. Arrière
l'homme cruel qui a dit « un ennemi tué sent toujours bon. »

Il y aurait de graves inconvénients à ne pas enterrer avant
la putréfaction avancée des cadavres, et nos recherches prouve-
ront qu'il est inutile d'attendre jusqu'à cette période extrême de
la fermentation putride pour acquérir la certitude de la mort.

La sépulture des cadavres a pour cause le méphitisme que
détermine la pourriture des tissus organiques. L'inhumation
repose donc sur une grave raison d'économie politique. Sénèque
prétend que « le motif de la sépulture est de garantir les vivants
d'une infection capable de les empoisonner. » Qu'importe au
mort de rester à la surface de la terre ou d'être enfoui dans son
sein, comme le fait observer un jurisconsulte ! Le cynique

Diogène a trouvé que celui qui le mettrait en terre aurait sans doute besoin de sa maison ; c'est, en effet, le seul moyen d'éloigner un foyer d'infection.

Les précautions se multiplient chez les peuples modernes pour empêcher les odeurs des morts de nuire à la santé des vivants. Les causes de ces maladies pestilentielles, épidémiques, qui ont décimé les hommes ; de ces épizooties non moins cruelles et meurtrières pour les animaux, ont été rapportées tantôt à des mofètes, à des éffluves délétères, tantôt à des odeurs putrides provenant de la décomposition des corps organisés. Voici les éloquentes paroles de Pariset (1) sur la série des accidents engendrés par la décomposition des cadavres à l'air libre. « L'unique foyer de peste qui soit au monde, c'est le Delta : parce que nulle part, dans le monde, vous ne rencontrerez ce que vous rencontrez dans le Delta : une terre étendue, égale, unie, chaude, humide et saturée de matière animale. Or, l'homme ne peut rien sur la chaleur ; il ne peut rien sur l'humidité ; mais il peut tout sur la matière animale ; et, cette matière soustraite, la peste est anéantie pour jamais. »

L'influence pernicieuse qui résulte du dégagement des gaz fétides, cadavériques, et l'époque si variable du développement de la putréfaction, sont les deux arguments, les plus forts, les plus considérables que l'on puisse adresser aux auteurs qui veulent attendre la fermentation putride pour caractériser la mort réelle. On a cité des exemples de morts qui sont restés douze, et même quinze jours, sans offrir aucune trace d'altération organique. Comment alors attendre la putréfaction ? « Cette opinion, suivant Devergie, est exagérée et inadmissible. » Il est même très-rare que, dans les vingt-quatre heures, terme légal des

____

(1) *Mém. sur les causes de la peste*, 1831.

inhumations , la décomposition putride s'établisse, de sorte
que l'on enterre chaque jour sans avoir la certitude de la mort.

Dans sa marche naturelle, la putréfaction présente des irré-
gularités qui sont en rapport avec le milieu ambiant dans lequel
le cadavre se trouve placé. M. Orfila s'est occupé avec un soin
extrême d'établir l'histoire générale de la putréfaction : il a signalé les altérations qui surviennent dans les cadavres, selon
qu'ils se trouvent exposés à l'air libre, dans l'eau, sous la terre,
au milieu des fosses d'aisances, dans le fumier ; altérations
organiques que j'ai été obligé d'étudier relativement à la coloration ventrale cadavérique pour régulariser le stigmate mortel.

« Dire vaguement qu'il faut attendre la putréfaction, c'est
donner un précepte fort dangereux, selon Louis (1), pour les
sujets mêmes en qui la putréfaction se manifestera. » Ne voit-on
pas chaque jour des personnes survivre à la perte de leurs
membres tombés en pourriture ? Dans la gangrène locale, d'un
membre par exemple, l'odeur putride existe aussi bien que la
mortification des tissus. Cette putridité pendant la vie s'accompagne d'une rénitence salutaire ; elle se trouve limitée par une
zone rougeâtre, inflammatoire qui sépare le mort du vif, de sorte
que l'erreur de diagnostic n'appartient qu'au vulgaire. Jamais
la gangrène sèche ne s'établit sur un mort ; c'est toujours une
gangrène humide, une espèce de dissolution qui annonce les
phénomènes cadavériques de la putréfaction. Sur les êtres
vivants, il s'élève des phlyctènes ou ampoules remplies de la sérosité qui soulève l'épiderme. A la mort, l'épiderme blanchâtre
se ride, se plisse, se détache et roule sous le doigt ; le derme
présente successivement les nuances de vert, de bleu, de brun
noirâtre ; sa cohésion diminue. Ces changements physiques
gagnent les tissus sous-jacents jusqu'aux os, et alors il s'opère un

(1) *Loc. cit.*, Let V. p. 164.

ramollissement général qui précède la fonte putride, et qui s'accompagne d'une odeur de relent de plus en plus fétide et caractéristique.

Les décompositions organiques ne sont pas rares pendant la vie dans le tissu muqueux qui double ou tapisse les organes internes. Nous pouvons constater souvent la gangrène ou la mortification de l'épithélium, surtout du corps muqueux et du chorion ; éléments qui composent les membranes muqueuses de la langue, de la bouche, du pharynx, des narines, des yeux, etc.

La gangrène partielle du tissu muqueux et des membres est un signe trop éphémère pour caractériser la mort générale. Il n'en est pas de même de la coloration verdâtre des téguments abdominaux. Marc a dit « La putréfaction ne doit être considérée comme un signe indubitable du décès que lorsqu'elle commence à se répandre *sur une certaine étendue du corps* et particulièrement sur les téguments abdominaux. » C'est *toujours là* qu'il faut juger la mort réelle et *non sur toute autre partie du corps*, quelle que soit l'étendue de la décomposition des tissus. Nous verrons que l'auteur préfère à la putréfaction l'application de la pile de Volta pour exciter la contractilité musculaire ; il juge et constate les décès par l'absence de toute influence de galvanicité sur le corps. « C'est dans les *viscères du bas-ventre* et dans les téguments que, selon la plupart des auteurs, dit Vigné (1), se fait, en général, la première manifestation de cette ruine entière de forces vitales qu'aucune puissance humaine ne saurait plus ranimer. » Hâtons-nous de dire que les *viscères sont sains* quand les *téguments se colorent ;* distinction importante à établir, et qui n'a été faite par aucun auteur. Vigné (2) qui, cependant, s'est le plus approché de la vérité, ajoute : « Ce signe (la putréfaction) que la plupart des

(1) *Loc. cit.*, p. 282.
(2) *Loc. cit.*, p. 336.

auteurs ont dit se manifester, *en premier lieu,* toujours dans l'abdomen et dans les téguments, *apparaît au contraire* presque toujours *d'abord dans une sorte de ramollissement des yeux.* » Il exige que le signe caractéristique de la mort par la décomposition de l'organe de la vue soit accompagné : 1º de l'inertie des membres tirés de la raideur qui s'était emparée d'eux, et que cette inertie coïncide avec la froideur du corps ; 2º de l'aplatissement de la peau ; 3º de l'empâtement de cette enveloppe par une infiltration œdemateuse ; signes aussi nuls , aussi insignifiants que la coloration ventrale était importante, et à laquelle il aurait dû s'arrêter.

La putréfaction, considérée au point de vue de la morale, répugne à quelques auteurs comme devant fournir le signe de la mort. Il leur paraît bien désagréable et fort embarrassant de conserver et d'avoir constamment sous les yeux la personne dont la présence excite les plus vifs regrets, aigrit la douleur la plus légitime. Pendant la vie, l'espérance de la famille est soutenue : il n'y a plus que des chagrins à l'instant de la mort. Bruhier soutient avec raison que le désagrément de la vue d'un mort est une fausse délicatesse, une crainte puérile, indigne d'une nation éclairée. Les sentiments de répulsion et de crainte ne se retrouvent pas chez tous les peuples : un Romain conservait les morts de sa nation pendant neuf jours au moins ; un sauvage fait plus encore, il entoure les dépouilles humaines des plus grandes marques de deuil et de vénération. Tout est habitude, tout est coutume parmi les hommes ; le jour qu'il sera prouvé que la mort est incertaine jusqu'au développement de la coloration verte du ventre, les familles attendront dans le silence et avec le profond respect que doit inspirer l'humanité qui succombe, l'apparition du signe certain de la mort.

On a réclamé le cadavre au nom de la science avant l'établissement de la fermentation putride. Que serait devenue la belle anatomie de Winslow, s'écrie-t-on, s'il n'avait agi que sur des débris putrides! La coloration ventrale nous évitera ce malheur et le malheur plus grand de voir périr de chagrin un nouveau Vésale, grand anatomiste qui mourut inconsolable d'avoir coupé un vivant pour un mort.

En résumé, la putréfaction commençante est de nulle valeur pour caractériser la mort: la putréfaction avancée, en raison des odeurs fétides, est dangereuse pour l'hygiène publique : telles sont les idées qui règnent encore dans la science.

Art. XXXVI. — ARRÈT DÉFINITIF DE LA CIRCULATION.

Le silence du cœur et des artères n'est pas un signe infaillible de la mort. Comment distinguer avec certitude l'état syncopal ou l'interruption variable et temporaire du cours du sang, dans la mort apparente? Il y a un temps d'arrêt soumis à tant de vicissitudes qu'il est impossible de le mesurer, de l'apprécier, de le juger toujours sans erreur; et l'erreur, qu'on y prenne garde, deviendra la cause des inhumations précipitées.

Le pouls est un indice trompeur. Louis et Winslow, qui ont étudié le jeu des artères avec le plus de soin et d'exactitude, font observer que l'absence des pulsations artérielles et des contractions du cœur se rencontre toujours dans la mort apparente. On aurait tort de conclure que l'aorte et le cœur ne sont plus agités de battements lorsque les artères des membres, et en particulier l'artère radiale, cessent de marquer le pouls. « Ce n'est pas dans les gros vaisseaux, comme l'indique Davis (1), que la mort s'établit d'abord. »

Dans un grand nombre de maladies, le cours du sang

1 *Loc. cit.*, p. 87

languit, disparaît et abandonne les vaisseaux des extrémités ou de la périphérie pour se porter vers l'organe central de la circulation, d'où résulte l'absence du pouls. La syncope, l'hystérie, l'hypochondrie, la léthargie, l'asphyxie, nous en offrent de fréquents exemples.

Le pouls qui remonte dans les maladies indique la faiblesse des contractions du cœur. Aux approches de la mort, l'artère radiale est agitée d'un tremblement, d'un frémissement vibratoire tout spécial. Fodéré (1) affirme avoir prédit la mort prochaine d'un vieillard, par le seul fait de l'absence du pouls, quoique les autres fonctions fussent conservées ; il avait remarqué que les artères des extrémités étaient transformées en fils durs, ossifiés. Lancisi rappelle avec ironie qu'un ignorant avait pris les pulsations artérielles de ses doigts pour les battements du pouls d'un cadavre.

La circulation se continue quelquefois par un mouvement insensible du cœur, et le sang s'écoule dans les artères sans réaction systolique. Les médecins se trompent rarement quand il faut constater la circulation languissante de plus en plus centrale ; en est-il de même des personnes étrangères à la médecine ?

Le point de la difficulté physiologique se trouve au temps d'arrêt syncopal : source d'erreurs pour les anciens, véritable pierre d'achoppement des modernes. « On a vu des asphyxiés, dit Portal (2), chez lesquels on n'a pu sentir les mouvements du pouls pendant plus de dix heures. » Il ajoute : La circulation est suspendue partout, et il arrive un temps d'arrêt dans les battements du cœur semblable à celui qu'on observe quand cet organe est extrait de la poitrine. Vérité physiologique incontestable, et qui résulte d'une sage appréciation des phénomènes.

(1) *Physiol. positive.* Avignon, 1806, t. III, p. 120.
(2) *Loc. cit.*, p. 46.

Fodéré (1) s'exprime en ces termes : « Les mouvements du cœur peuvent donc être suspendus sans que la vie se soit totament retirée, et il a cela de commun avec les autres muscles. »

La loi de l'intermittence d'action dans les organes exige de sérieuses recherches. Combien de temps le cœur peut-il rester sans battre? on l'ignore. Combien de temps après la cessation des contractions du cœur peut-on ranimer cet organe, rappeler la vie? on l'ignore davantage. Dans la séance de l'Académie de médecine, du 25 mars 1851, M. Girbal, chef de clinique à la Faculté de Montpellier, a cité un fait de mort apparente qui prouve, en certains cas, notre impuissance, même à l'aide de l'auscultation, de juger sans erreur les derniers battements du cœur.

XXXVIIIe Observation. — « Il s'agit, dans cette communication, d'une jeune personne qui, à la suite d'accidents variés (hémoptysies, spasmes, syncopes, etc.) consécutifs à la suppression du flux menstruel, fut tout-à-coup considérée comme morte par les assistants. Il y avait plusieurs heures qu'on la croyait morte, lorsque M. Girbal fut appelé auprès d'elle. Entre autres signes de mort ou réputés tels, M. Girbal constata la *flaccidité* des globes oculaires, avec pâleur et affaissement des joues ; perte absolue des mouvements et de la sensibilité; absence du pouls ; refroidissement du corps. Enfin l'*auscultation* de la région précordiale pendant *une* ou *deux minutes* ne fit *percevoir aucun battement;* on ne percevait pas non plus le moindre mouvement diaphragmatique.

De l'ammoniaque, présentée sous le nez de la malade, des frictions et l'application d'un large sinapisme sur la région précordiale parurent sans résultat. Cependant, une demi-heure

_____
(1) *Loc cit.*, t. I. p. 168

après la constatation de cet état, cette demoiselle revint à la vie.

L'auteur déduit de cette observation : 1º l'insuffisance des signes immédiats de la mort; 2º l'efficacité d'une médication fortement excitante en pareil cas ; 3º le danger des inhumations lorsque la mort n'a pas été *sérieusement constatée;* 4º l'impérieuse nécessité de l'organisation de *services réels* de médecins chargés de la vérification des décès (1). »

L'intermittence *volontaire* des battements du cœur mérite une étude nouvelle. Haller et plusieurs auteurs, comme chacun sait, citent des exemples de personnes qui ont eu la puissance d'arrêter à volonté les contractions de l'organe central de la circulation. Fontana assurait jouir de cette étonnante faculté. Nous avons rapporté la mort volontaire et la résurrection du colonel Towunsend. Voici un fait qui s'en rapproche :

XXXIXe Observation. — Un peintre de Melun, nommé Schen... vint me consulter pour une maladie extraordinaire, disait-il, et rebelle, depuis dix ans, à toute espèce de traitement. Chaque matin, entre deux et trois heures, il éprouve actuellement une douleur vive au sternum ; douleur qui se prolonge rapidement sur les bras, et il tombe sans connaissance. Après une, deux ou trois heures, cet état de mort apparente se dissipe, et il se livre à ses travaux journaliers. Dans l'intervalle des accès, l'appétit est conservé et les fonctions s'accomplissent régulièrement. A l'heure indiquée, j'examine le malade : sa peau est chaude et insensible aux doigts qui la pincent et aux piqûres dirigées sur le trajet des nerfs ; les membres sont flasques, mous ; soulevés et abandonnés à eux-mêmes, ils retombent comme des masses inertes. Aucun mouvement de la poitrine. L'oreille perçoit difficilement un léger bruit du cœur et un mouvement respiratoire

____

(1) *Gaz. Méd.,* an. 1851. — 29 mars.

plus léger encore ; ce n'est pas le murmure vésiculaire pulmonaire. Le visage, dont les traits sont décomposés, reste immobile. Il n'y a ni pulsations artérielles, ni gonflement des veines
après la ligature des membres. Je veux agir contre cet état
syncopal, lorsque la femme du malade me dit : « Soyez tranquille, il va revenir. » Il reprit, en effet, peu à peu l'usage de
ses sens, et les fonctions circulatoires et respiratoires se réta-
blirent graduellement. Témoin de ce fait étrange, je partais le
lendemain pour en avertir l'Académie, quand on m'appela près
du malade : il était mort. Faut-il attribuer à une angine périodique ce fait remarquable?

Toutefois, la syncope prolongée rend toujours difficile à
distinguer un mort d'un vivant, parceque, dit Hoffmann, les
mouvements insensibles de l'air qui entre dans la poitrine et
qui en sort, celui du cœur et des artères est tellement imperceptible qu'il échappe à l'attention la plus scrupuleuse, et qu'il
vaut mieux attendre la putréfaction.

Art. XXXVII. — ARRÈT DÉFININIF DE LA RESPIRATION.

Vivre et respirer sont deux mots synonymes dans la croyance
populaire. On dit que le malade a rendu le *dernier soupir*, à
perdu le souffle, pour mieux caractériser la mort. *Vox populi,
vox Dei*. Selon l'Écriture, quand Dieu eut créé l'homme du
limon de la terre, il lui donna le souffle de vie : le souffle est
évidemment ici par métaphore pour l'âme, et le style figuré a été
pris au positif.

Ce serait une grave erreur que de considérer comme morte
une personne qui ne respire plus. Nous allons démontrer que
le mécanisme respiratoire ou le mouvement apparent de la poitrine supporte des intermittences passagères et même un repos
fort long pendant la vie. Un espion, sur le point d'être conduit

au supplice, contrefit le mort en suspendant tout à fait sa respiration et les mouvements volontaires, quoiqu'il fut soumis aux plus rudes épreuves. L'empire de la volonté est parfois si considérable, que des individus ont la puissance de maîtriser leur respiration et la circulation du sang. Cependant les faits en ce genre sont extrêmement rares, et me paraissent résulter d'une angine de poitrine périodique, ainsi que je l'ai établi ci-dessus. C'est le propre du merveilleux d'échapper et de s'évanouir à mesure que la science fait des progrès.

Les morts apparentes s'accompagnent toutes d'un intervalle de repos plus ou moins long dans le mécanisme des mouvements de la poitrine. Les noyés, les pendus, les asphyxiés ont très-souvent été jugés morts par cela même qu'ils ne respiraient plus, et cependant il n'a fallu chaque fois qu'une faible étincelle de vie, profondément cachée, pour être ranimée sous l'influence des excitants et pour allumer le foyer vital qui paraissait irrévocablement éteint.

L'arrêt temporaire de la respiration n'a pas de limites exactes, précises, calculables. Il varie selon l'âge et le sexe, selon la maladie : il varie surtout dans les espèces animales ainsi que le démontre la physiologie générale et comparée. Le fœtus, dans le sein maternel, respire par un mécanisme différent des mouvements respiratoires de l'enfant qui vient de naître. Celui-ci, séparé de sa mère, vit quelquefois des heures entières sans donner le moindre signe d'existence par des cris, en raison de la respiration tardive à s'établir. Les anciens croyaient que la suspension prolongée de l'acte respiratoire était le propre de certaines natures privilégiées qui conservaient le trou de Botal ouvert : disposition anatomique qui permettait à la circulation du sang de se faire chez l'adulte comme dans l'embryon. Cheselden a combattu cette opinion, prétendant que le trou ovale devient nul sans l'existence du canal artériel qui est toujours oblitéré par suite des progrès de l'âge. Que l'on déplace la question anatomique pour demander si, en physiologie, il est possible de prouver que l'hématose peut avoir lieu, sans les puissances mécaniques de la respiration ; c'est physiquement impossible. Les mouvements mécaniques de la respiration sont indispensables à l'entrée et à la sortie alternatives de l'air dans les poumons pour effectuer le phénomène de la sanguification. Absence de mouvements respiratoires, absence d'hématose, voilà la loi physiologique propre à l'homme.

Quand le trou de Botal persiste chez l'adulte, il est certain que le sang passe librement de l'oreillette droite dans l'oreillette gauche, tombe dans le ventricule sous-jacent pour être directement chassé par l'aorte et ses divisions dans toutes les parties du corps. Mais une fraction de la masse sanguine doit nécessairement pénétrer de l'oreillette droite dans le ventricule droit, aller aux poumons par l'artère pulmonaire pour subir les phénomènes de l'hématose et revenir par les veines pulmonaires, ainsi reconstitué, dans l'oreillette gauche pour se mêler au sang qui arrive de l'oreillette droite à travers le trou ovale. Mécanisme insolite, curieux, et qui offre une certaine analogie avec celui des reptiles, dont le cœur est pourvu de deux oreillettes et d'un seul ventricule.

Habitués à une respiration incomplète, les hommes en qui le trou de Botal reste ouvert, ont-ils la faculté de jouir du même avantage que les reptiles également doués d'une hématose incomplète et qui ont la puissance de suspendre leur respiration très-longtemps, pour rester au fond des eaux ? Le temps d'arrêt ne saurait être identique dans l'homme et les reptiles : ceux-ci, les batraciens par exemple, ainsi qu'il résulte des belles expériences d'Edwards, ont une nouvelle surface d'hématose dans la peau : enveloppe tégumentaire externe qui sert à revivifier leur sang. Cependant il est permis de croire que l'homme, dans certaines circonstances, soit organiques, soit maladives comme dans la syncope, dans l'asphyxie, est susceptible de vivre quelque temps sans respirer. Mais, je le répète, il est impossible de fixer le temps précis de l'arrêt des mouvements respiratoires en rapport avec l'existence. Faut-il rappeler quelques faits curieux de suspension de la respiration relatés dans les auteurs? Ici, des plongeurs ont suspendu leur respiration pendant une demi-heure (Diemerbroeck); là, pendant deux heures (Hérodote); plus loin, pendant des jours entiers (Radzivil); plus loin encore, des noyés sont restés sous l'eau des semaines entières (Pechlin)! Ces derniers faits appartiennent plus à la fable qui vit de fictions qu'à l'histoire qui recherche la vérité.

Obligatoire, incessante dans l'état ordinaire de sommeil et de veille, la respiration se ralentit, disparaît même pendant un intervalle très-long sans entraîner une conséquence mortelle. Ce n'est donc pas la respiration qui caractérise la vie ou la mort.

CONCLUSION.

Variables et fugaces, les signes de la mort, excepté la putréfaction, nous laissent dans la perplexité, dans l'incertitude. Bruhier chercha en vain un fil conducteur dans le labyrinthe de la mort. Louis crut trouver le signe infaillible de l'extinction vitale dans la flaccidité et la mollesse spontanée des yeux; mais la certitude n'existe qu'au titre de son savant ouvrage.

L'étude analytique et comparée des signes de la mort avec les symptômes des maladies nous a fait trouver le point de la difficulté. Nous avons vu l'immobilité du corps, le froid glacial et la coloration livide de la peau, la rigidité cadavérique, l'interruption des fonctions du cœur, du cerveau et des poumons se confondre à tout instant avec les symptômes des maladies et ne fournir aucune marque certaine et absolue de la mort réelle. Combien de fois la syncope, l'apoplexie et les différentes espèces d'asphyxie n'ont-elles pas rendu éphémères, par un état de mort apparente méconnu, les signes certains de la mort sans cesse invoqués par les auteurs. Que de léthargiques rappelés à la vie, quoique jugés irrévocablement morts!

Pris isolément, chacun des signes de la mort, dans l'état actuel de la science, n'a qu'une valeur négative ; la putréfaction, telle qu'on veut la mettre en usage, étant inapplicable. Cependant nous voyons chaque jour, même dans nos grandes villes, en plein dix-neuvième siècle, les nations les plus éclairées, et la France surtout, vérifier la mort par des signes qui représentent de simples quantités négatives!

Comparés les uns aux autres, les signes de la mort n'ont pas tous la même valeur, la même importance ; ils se divisent naturellement en deux groupes, l'un formé par les *signes essentiels* ou *principaux* qui prennent leur source dans les fonctions cérébro-spinales, circulatoires, respiratoires et digestives ; l'autre, constitué par les *signes accessoires,* a pour objet la calorification, les exhalations, les sécrétions, en un mot, toutes les fonctions secondaires. Les médecins désignent sous le nom de *signes immédiats* de la mort, les signes *principaux* et *accessoires* qui, tous deux, sont des *signes physiologiques,* ainsi que je les nomme : il n'y a qu'un signe *médiat* de la mort, c'est la putréfaction.

La putréfaction, *signe anatomique ou cadavérique,* est donc le signe positif : tel fut le jugement porté pour acquérir la certitude de la mort dès la plus haute antiquité. Le chevalier Quaranta, archéologue distingué, a lu au congrès des savants tenu à Naples, en 1845, une notice sur l'*Iliade* et l'*Odyssée*, dans laquelle il prouve jusqu'à l'évidence que l'illustre poëte de ces chefs-d'œuvre immortels place en première ligne l'immobilité, la rigidité permanente, et surtout la putréfaction, pour marquer l'extinction vitale. Après le grand Homère, nous avons un témoignage plus puissant et qui ne peut être révoqué en doute. La certitude de la mort, acquise par la putréfaction, se trouve en quelque sorte canonisée par la résurrection de Lazare. Lorsque Jésus-Christ s'approche du cadavre, Marthe lui dit : il est putréfié, *jam fœtet*, il n'y a donc plus de doute sur la réalité de la mort. Le miracle du rappel à la vie d'un mort véritable frappa de stupeur les docteurs de la loi qui résolurent de perdre l'auteur d'un si grand prodige.

IIIe PARTIE.

ÉPREUVES SUR LE CADAVRE.

Mortis incertæ signa non minus
ab chirurgicis quam ab aliis
experimentis.
WINSLOW.

CHAPITRE V.

CONSIDÉRATIONS GÉNÉRALES.

Les victimes des inhumations précipitées, les victimes non
moins célèbres qui échappèrent aux flammes des bûchers funéraires ont inspiré les sentiments de crainte, d'effroi, et même
de terreur parmi les peuples. Chacun, à l'envi, s'est évertué à
trouver des moyens de conservation des dépouilles mortelles de
l'homme, non-seulement pour honorer des restes chéris, mais
encore pour s'assurer de la réalité de la mort : chacun a cherché
des agents rapides d'action pour découvrir sur le cadavre les
dernières traces de la vie. Dans l'histoire des coutumes et des
cérémonies funèbres des anciens Russes, Quensted rapporte
que les cadavres étaient lavés pendant une heure, conservés
pendant trois jours, et conduits au lieu de la sépulture au milieu

des cris et des lamentations. Bruhier trouve dans ce rituel les épreuves par l'eau chaude et par la conclamation combinées avec un délai suffisant et convenable pour séparer les morts des vivants. Devant un foyer ardent, les habitants de la Floride tournaient les cadavres jusqu'à ce qu'ils fussent desséchés : épreuve dangereuse et qui peut tuer : il est vrai qu'elle permet la conservation des corps morts. A Rome, on eut pour usage de laver les cadavres à l'eau bouillante; usage suivi par les juifs, parmi les peuples de l'antiquité, et que Gaspard Barthius décrit ainsi : « *Mos erat antiquorum mortuos quas comburerent aqua callida abluere, ut si quis spiritus intus lateret calore excitaretur.* » Le P. Pomey assure que les aspersions d'eau froide sur le visage sont une épreuve nouvelle pour rappeler les esprits en défaillance et même pour s'assurer de la mort. L'amputation d'un doigt fut pratiquée aux cadavres avant de les livrer aux flammes pour exciter les marques restantes d'une sensibilité mal éteinte. On ne saurait nier que la conclamation et que les épreuves chirurgicales ne soient des précautions mises en usage pour éprouver la vie et la mort, et Louis s'écarte de la vérité en refusant d'admettre ce témoignage de l'histoire.

Les épreuves pour s'assurer de la réalité de la mort ont presque toutes pour objet de mettre en évidence ou de rendre apparentes les dernières traces de la sensibilité des organes. Legallois (1) s'oppose avec force à ces investigations inutiles et souvent dangereuses; il s'exprime en ces termes : « Tout ce qu'on a dit de la propriété qu'a l'irritabilité d'être le dernier foyer de la vie, et de servir à la ranimer quand toutes les fonctions ont cessé, est donc purement systématique, et n'est appuyé sur aucun fait positif; et c'est bien en vain qu'on s'est tant occupé à déterminer quel est l'organe dans lequel l'irritabilité

(1) *Loc. cit.*, t. I. p 384.

se conserve le plus longtemps, dans la vue de diriger sur lui l'action des stimulants dans le cas de mort apparente. »

Aucun des nombreux agents mis en pratique pour interroger la vie ne présente assez de certitude pour entraîner la conviction sur la réalité de la mort. Considéré quant à son mode d'action sur l'économie animale, chaque agent est défectueux, quelquefois difficile dans son emploi et souvent nuisible et cruel : de sorte qu'il *ne faut pas se fier aux apparences des épreuves pour juger le principe vital à l'état latent*. Parmi les agents employés, les uns ne font qu'effleurer la vie en irritant la peau ; les autres vont sonder les sources de l'existence jusque dans la profondeur des organes ; ils pénètrent avec violence dans la trame des tissus qu'ils coupent ou qu'ils désorganisent pour s'attaquer aux nerfs et aux plexus nerveux : tous ont pour but essentiel de stimuler l'organe, de ranimer la fonction, de rendre apparent le jeu vital.

Par une erreur étrange, on se repose sur le principe général d'action de certains agents médicamenteux et chirurgicaux, et l'agent employé passe avant l'organe exploré, dans le jugement que l'on porte sur la vitalité des organismes. Le lieu, le point précis du corps stimulé, excité, interrogé par un agent, quelle que soit la nature de cet agent, mérite de passer en première ligne. L'irritant le plus puissant demeurera en effet sans action, s'il est appliqué à une partie jouissant d'une vitalité obscure, peu appréciable. Toutes les épreuves tentées sur les organes tendineux, organes confondus avec les nerfs et auxquels on croyait une sensibilité égale à la sensibilité nerveuse avant les travaux de Haller, les épreuves « sur la plèvre, membrane des plus sensibles », selon Bruhier, ont été nécessairement la cause directe des jugements fautifs, des opinions les plus erronées. La vie pouvait très-bien ne pas être révélée par l'agent explorateur agissant sur des tissus insensibles à l'état normal. Vous pouvez fortement tirailler un tendon, le tordre, le couper, l'arracher par fragments ou le réduire en détritus par des agents médicamenteux, sans déterminer la moindre douleur à l'animal soumis à l'expérience. Une séreuse étant mise à nu, et en particulier la plèvre, aucune marque très-apparente de sensibilité ou de douleur ne surviendra par la section, par la déchirure ou par l'action directe des acides et des alcalis. Il n'en serait pas de même s'il existait un état pathogénique, une phlegmasie de ces tissus, le moindre attouchement occasionnerait une vive douleur ; circonstance morbide qui en a imposé au point que ces organes ont servi pour explorer la vitalité.

Les agents chirurgicaux ou autres sont impuissants à décéler les derniers vestiges de la vie générale quand ils sont mal dirigés. C'est en vain que vous fendrez le talon à certains malades en léthargie, tandis que la moindre piqûre sur le trajet des gros nerfs fera naître un acte subit de sensibilité. Willis et Lancisi, en fixant un point précis du corps sur lequel on doit appliquer le feu, avaient compris toute l'importance de l'emploi régulier de l'agent explorateur à l'organisation. Ayez donc toujours égard au tissu, à l'organe et à l'appareil organique soumis aux épreuves.

Il arrive encore que des tissus moins sensibles que d'autres tissus, sollicités par des forces plus petites, mais bien appliquées, nous instruisent d'un degré de vitalité très-obscure. Au moyen de faibles étincelles électriques on détermine des contractions musculaires assez intenses, lorsque le système musculeux était sur plusieurs points demeuré insensible à l'action des irritants et des stimulants très-forts, mais d'une autre nature. Nouvelle preuve qu'il y a toujours de l'avantage à faire passer l'appareil organique exploré avant l'agent explorateur chimique, physique, chirurgical ou mécanique. La clarté dans l'exposition des phénomènes vitaux provoqués, sollicités, mis en lumière, en sera la conséquence naturelle et nécessaire.

Dans les épreuves que l'on fera subir au corps inanimé, on ne devra pas perdre de vue cette idée fondamentale, consacrée par l'expérience directe sur les vertébrés, que les signes de la mort d'un tissu, d'un organe, de tout un appareil fonctionnel, et bien plus, de l'ensemble des organes de la vie de relation ne sont pas des signes certains, indubitables de la mort générale. L'homme est très-souvent mort en apparence au dehors, tandis qu'en réalité il vit au dedans, au moyen du jeu latent des organes de la vie végétative. Qui ne voit de suite la nullité d'action des agents explorateurs, même les plus puissants, appliqués aux organes de la vie de relation pour ranimer, pour éclairer la dernière étincelle de vie? Qui ne sent toute la faiblesse de ces mêmes agents mis en pratique sur un seul point du corps pour juger de l'ensemble de l'organisation?

Les annales de la science contiennent de nombreux faits de mort apparente dans lesquels la vie interrogée, même violemment, est restée obscure, cachée, inappréciable aux épreuves les plus décisives. Combien d'individus réputés morts, après l'examen le plus attentif, après les épreuves les plus douloureuses, ont repris successivement l'usage de leurs sens, sous la seule influence du principe vital rétabli de lui-même peu à peu dans son action! La fraîcheur du tombeau fut quelquefois le stimulant qui remit en jeu, mais trop tard, les forces de la vie.

Jetons actuellement un coup-d'œil rapide sur les épreuves qui ont été dirigées, soit sur les organes de la vie de relation, soit sur les organes de la vie végétative, soit sur les poumons, foyer central de la vie.

VIIIe TABLEAU SYNOPTIQUE.

ÉPREUVES DES ORGANES DE LA VIE DE RELATION.

La mort réelle se caractérise :

1° Par l'insensibilité des nerfs olfactifs à l'action des vapeurs stimulantes et des gaz, tels que :

- L'acide acétique.
- Le vinaigre.
- Le vinaigre des quatre-voleurs.
- L'ammoniaque et ses composés.
- L'eau antiapoplectique.
- Les eaux spiritueuses.
- Les éthers, etc.

2° Par l'insensibilité aux sternutatoires préconisés par Celse, Forestus, Houlier, Hildanus, Paré, Bruhier, etc. On a insufflé ou mis dans les narines :

- La poudre d'euphorbe.
- id. de marron d'Inde.
- id. de tabac.
- id. de moutarde.
- id. d'azaret.
- Le jus d'ognon, d'ail, de raifort sauvage.

3° Par l'insensibilité des narines stimulées avec les barbes d'une plume.

4° Par l'absence des mouvements ciliaires ou vibratils dans le fragment de muqueuse nasale placé sur le porte-objet du microscope, d'après la méthode allemande.

5° Bruhier conseille de piquer les narines avec un stylet ou bien avec des soies de sanglier, pour provoquer une épistaxis quand la saignée est utile.

Epreuves
de l'organe de
la vision.

1° Les pupilles dilatées immobiles, restent insensibles à l'approche d'une lumière vive et d'un corps étranger dirigé dans l'axe visuel.

2° Les paupières et les globes oculaires sont également fixes et insensibles à l'action des stimulants.

3° La putréfaction même accélérée des humeurs de l'œil est trop tardive pour donner le signe de la mort. Quand les yeux sont flasques et mous, et qu'il s'en écoule une humeur putride, la vie n'existe plus.

4° Déformation de la pupille par la compression de l'œil.

Epreuves
de l'organe de
l'audition.

1° Insensibilité de l'oreille aux stimulants physiques.

Winslow dit qu'il faut fatiguer l'oreille de sons, de cris et de bruit. Mais la conclamation avec la voix et avec les instruments reste sans effets.

Pour s'assurer de la réalité de la mort, les Romains poussaient de grands cris aux oreilles du défunt (inclamare): s'il ne repondait pas, on le proclamait mort (conclamatum est de eo).

2° Insensibilité de l'ouïe aux stimulants moraux (Mahon).

L'influence du moral sur le physique a produit des effets inattendus. Le récit d'une pièce de vers de Klopstok, célèbre poëte allemand, ramena tout à coup à la raison, un malade de Stoll, adonné à la poésie et qui était dans un délire frénétique. Dans la mort apparente nous verrons des effets semblables.

Épreuves
de l'organe du
tact ou du toucher.

Insensibilité absolue des téguments (peau, muqueuse).

1° A l'urtication.

2° A l'acupuncture.

3° Aux rubéfiants, tels que :
- Frictions violentes à la plante des pieds, avec une saumure forte imbibant une étoffe dure ou une brosse.
- Frictions avec des linges ou de la laine trempés dans une liqueur spiritueuse.
- Ablutions avec de l'eau chaude.
- Sinapismes appliqués aux pieds, aux jambes, etc.

4° A la vésication (Prevost de Padoue).

5° Aux ventouses
- Sèches,
- Scarifiées.

6° A la cautérisation.
- *Caut. actuelle :* par le fer chaud, le feu, le moxa, la poudre, le phosphore, l'eau bouillante, l'huile bouillante, le marteau de Mayor, la cire d'Espagne fondue et appliquée au nombril.
- *Caut. potentielle :* par les caustiques divers médicamenteux.

7° Aux incisions,
Aux piqûres,
Aux scarifications
- légères, elles sont inefficaces ;
- profondes, elles deviennent dangereuses.
- Velschius a plongé une aiguille sous l'ongle du gros orteil et avec succès.

8° Placer le corps devant un grand feu pour stimuler le principe vital (épreuve dangereuse et qui serait mortelle dans une congélation).

9° Laver le corps avec de l'eau très-chaude selon l'usage des anciens — bains chauds — immersion rapide dans un bain froid.

10° Aspersion d'eau froide, surtout au visage.

11° La flagellation (Louis, Bruhier, Winslow etc. . .)

12° Succion de la mamelle des enfants à terme morts-nés. Bruhier dit : « l'effet n'en serait pas moins favorable pour rappeler à la vie un adulte réputé mort. »

13° Deventer faisait des frictions avec une brosse à la plante des pieds.

14° Frictions générales.

15° Excoriation légère de la peau et coloration violette du derme par l'application du perazotate de mercure.

<table>
<tr><td>Epreuves
de l'organe de
la gustation.</td><td>1° Les irritants, les styptiques ou astringents appliqués sur la langue ne réveillent pas le goût, et les mouvements de l'organe.

Le défaut d'érection papillaire cause la perte du goût.

L'abolition des mouvements de la langue précède ordinairement, avant la mort, la perte du goût.</td></tr>
</table>

<table>
<tr><td>Epreuves
de l'appareil
de la locomotion.</td><td>1° Agiter les membres par des extensions et des flexions violentes (Winslow).
2° Le bernement ou saut du corps.
3° Insensibilité des nerfs à la piqûre.
4° Perte de l'irritabilité et de la contractilité musculaires sous l'influence du galvanisme, de l'électricité, de l'électro-puncture.
5° Défaut de redressement de la mâchoire inférieure quand on l'abaisse avec force.</td></tr>
</table>

IXe TABLEAU SYNOPTIQUE.

ÉPREUVES DES ORGANES DE LA VIE VÉGÉTATIVE.

ÉPREUVES sur l'appareil de la circulation.	1° La main appliquée à la région précordiale (1) ne sent plus les battements du cœur. 2° Absence absolue du pouls à l'artère radiale ; absence, en général, de toute pulsation artérielle. 3° Silence absolu du cœur et des artères à l'auscultation. 4° Le mouvement circulatoire étant arrêté, la ligature des membres ne gonfle plus les veines piquées et vidées du sang qui est en stagnation. 5° Les stimulants, les irritants, les plus énergiques, ne rétablissent pas le cours du sang. 6° Bourgeois a conseillé l'acupuncture du cœur. — Épreuve dangereuse. 7° Mettre sur la région du cœur un verre plein d'eau : si le liquide reste immobile, il y a mort certaine selon Ranchin (*De morb. subit.* chap : I.) 8° Piqûre de la veine jugulaire pour s'assurer de la suspension du cours du sang? 9° « On a conseillé de stimuler les cavités droites du cœur au moyen d'un stylet introduit par la veine jugulaire externe du même côté? » — Épreuve dangereuse, etc. 10° Foubert a proposé et mis en usage la thoracentèse pour toucher du doigt le cœur et s'assurer s'il est encore contractile.— Épreuve très-dangereuse, et unanimement repoussée en médecine.

(1) *Précordiale* dérive plutôt de *præ*, devant (Virg.), et *cor, cordis*, le cœur, que de *præcordia* (entrailles), diaphragme : étymologie vicieuse par laquelle on a désigné la région épigastrique.

1° Insensibilité absolue de la bouche, du pharynx et de la luette à la titillation avec les barbes d'une plume, etc. . . . .

Detharding, pour irriter le gosier, préfère à la plume un instrument inventé en Allemagne, dessiné dans la chirurgie d'Heister et connu sous le nom de *ratissoire* ou de *balai de l'estomac*.

2° Insensibilité aux rudes frottements des gencives avec les stimulants.

3° La sensation d'eau salée dans la bouche sauva un malade en état de mort apparente. (Winslow).

4° Faire avaler quelque peu de sel ammoniac dans une cuillerée d'eau (Falconnet).

5° Introduire dans l'estomac, à l'aide d'une sonde creuse et flexible, une dissolution émétique (Vigné).

6° L'air insufflé dans la bouche sort librement par le fondement quand la mort est réelle ?

7° Insensibilité absolue aux lavements irritants de tabac, de sels purgatifs, etc. . . . .

8° Le regorgement des liquides versés dans la bouche est une épreuve pour juger de la mort réelle ?

Xᵉ TABLEAU SYNOPTIQUE.

ÉPREUVES DU FOYER VITAL.

1° Le miroir placé devant la bouche et les narines n'est plus terni ?

2° Le coton, les barbes de plumes, les corps légers qui, pendant la vie, sont rapidement expulsés des orifices naturels de l'air, restent actuellement immobiles ?

3° L'auscultation ne fait plus entendre le murmure respiratoire.

4° L'insufflation ne ranime pas la respiration.

5° Le fluide électrique dirigé avec art ne rétablit pas les phénomènes chimiques et mécaniques de la respiration.

6° Remplir d'eau un verre et le poser à plat sur l'appendice xyphoïde ; le liquide étant immobile, signifie mort réelle ; les oscillations du liquide indiquent les mouvements respiratoires ou la mort apparente : double erreur que nous retrouvons dans l'expérience de Winslow.

7° L'Immobilité du liquide contenu dans un verre que l'on place sur le cartilage de l'avant-dernière côte était pour Winslow un signe certain de mort.

CHAPITRE VI.

ÉPREUVES DES ORGANES DE LA VIE DE RELATION.

La vie générale ou l'*unité vitale* se sépare au moyen d'une expérience directe, ainsi que je l'ai prouvé ailleurs, en deux divisions fractionnaires ou de second ordre : Bichat les a nommées, l'une, vie animale ou de relation ; l'autre, vie organique ou végétative. Chacune des deux vies, étant isolée, continue la régularité des fonctions dont elle se compose dans cet état d'isolement. Chacune des deux vies a pour base un plan général d'organisation qui lui est propre, spécial.

Les organes destinés à entretenir la vie de relation isolée se composent : 1º du système nerveux cérébro-spinal, siége de l'intelligence et des organes des sens ; 2º des muscles, des os et des jointures articulaires, appareil de la locomotion subordonné à l'influence nerveuse. La peau, certaines productions épidermiques, du tissu cellulaire lamineux et adipeux, des vaisseaux sanguins et des nerfs, enfin, plusieurs glandes font partie de l'organisation de la vie animale.

Les épreuves dirigées sur les organes de la vie de relation ont pour objet principal de rechercher la moindre étincelle de vie, soit dans la contractilité musculaire, soit dans la sensibilité générale et dans les organes des sens, soit, enfin, en provoquant une surexcitation cérébrale ou intellectuelle. Insensible et immobile sous l'influence des agents explorateurs, le corps vivant est souvent et à tort considéré comme un cadavre.

Art. XXXVIII. — APPLICATION DE L'ÉLECTRICITÉ AUX ORGANES DU MOUVEMENT.

Quand l'appareil locomoteur est immobile et insensible aux agents chimiques, on emploie l'action stimulante du fluide électrique. Klein (1) proposa, en 1794, comme une épreuve certaine pour s'assurer de la réalité de la mort, le galvanisme ou l'irritation métallique. Toutefois l'épreuve de l'électricité ou du galvanisme pour constater la mort réelle, avait déjà été conseillée par Changeux. Hallé et plusieurs autres médecins l'ont particulièrement mise en usage dans l'asphyxie. Marc accorde à l'excitant galvanique le pouvoir, dans tous les cas, sans exception, d'établir scientifiquement la cessation de la vie. Après toute mort subite, il défend d'inhumer « avant que toute contractilité galvanique soit éteinte, dût-elle même persister pendant plusieurs jours après le décès présumé. » Mais l'application de la pile de Volta exige des connaissances au-dessus du vulgaire, et cette épreuve doit être rejetée de la pratique, quand elle s'accompagne d'une incision, même très-petite, qui répugne à beaucoup de familles.

Dans les procédés d'électrisation employés pour constater la mort, la trame organique se trouve presque toujours entamée, coupée ou piquée ; tantôt on incise le tégument externe ou la peau pour faire agir directement le fluide électrique sur le muscle ou sur les nerfs qui se trouvent mis à découvert; tantôt on enfonce des aiguilles à travers les tissus dans la profondeur des organes pour y conduire l'agent de stimulation ; cette petite opération s'appelle *électro-puncture* (2).

(1) *De metallorum irritamento veram ad explorandam mortem.* Mayence.

(2) Le *traitement de la mort apparente*, contiendra la description,

Considérant le galvanisme comme une pierre de touche pour distinguer la mort apparente de la mort réelle, Troostwyk propose le moyen suivant : « On place l'extrémité d'un arc composé de deux métaux sur un nerf que l'on a mis à nu, par une incision faite à la peau, tandis que l'autre extrémité est posée sur un muscle ; puis on fait jouer la batterie galvanique. Si ce muscle entre en convulsion, c'est un signe que l'irritabilité subsiste, sinon le principe vital est décidément anéanti. »

Nysten, pour s'assurer de la réalité de la mort, incise la peau dans une petite étendue et irrite aussi le muscle par le stimulant galvanique. La vie est éteinte, s'il n'y a plus de contractilité musculaire.

L'électro-puncture, ou le second moyen de faire parvenir profondément le fluide galvanique à l'organisation, a été principalement mis en usage pour rappeler des asphyxiés et des noyés à la vie.

Pour juger la vie au moyen de la contractilité musculaire dans la mort apparente, pourquoi ne mettrait-on pas en usage l'appareil magnéto-électrique de M. Duchenne, de Boulogne? « Il ne s'agit point ici, dit M. le professeur Bérard, de ce procédé barbare et cependant insuffisant, qui consistait à plonger des aiguilles dans les parties où l'on voulait porter l'excitation électrique. La manière d'opérer de M. Duchenne est plus douce : point de piqûres, point d'incisions préalables! Des excitateurs humides appliqués sur la peau, transmettent, au travers de cette membrane, au muscle quelle recouvre, l'irritation galvanique à laquelle *le muscle obéit irrésistiblement s'il n'est paralysé*, et même dans certaines formes de paralysie. Quelques muscles sont plus difficiles à mettre en mouvement, d'autres plus faciles à émouvoir et en même temps plus sensibles. Ce résultat inattendu, et que la théorie n'eût pu prévoir, l'instrument de M. Duchenne le met si parfaitement en évidence, qu'il ne serait pas impossible d'exprimer en chiffres le degré d'excitabilité des différents muscles du corps.

Pour peu qu'on ait soin d'éviter d'agir sur les troncs nerveux affectés au mouvement, la galvanisation *se localise* dans le muscle au niveau duquel on a placé l'excitateur : elle ne dépasse même guère les faisceaux que couvre cet excitateur. Veut-on agir sur une large surface, une éponge humide, enfoncée dans un cylindre de métal, transmettra le fluide électrique à la partie. Veut-on exciter des fractions délicates du système musculaire, certains muscles de la face, par exemple, on emploie des excitateurs coniques recouverts d'amadou humide. C'est chose merveilleuse alors de voir se dessiner sous l'instrument les plus petites radiations du muscle. Leur contraction révèle leur direction et leur place, mieux que ne pourrait le faire le scalpel de l'anatomiste. C'est du moins ce qu'on observe au visage, où l'on sacrifie inévitablement dans la préparation, les portions terminales des fibres qui vont s'insérer à la face interne du derme. C'est là une nouvelle sorte d'anatomie etc. »

Dans la mort apparente, espérons que les procédés de galvanisation donneront de nouvelles lumières pour éclairer le principe vital quand il est à l'état latent, Que le physiologiste limite ou *localise* l'action de l'agent explorateur subtil à des muscles, en s'éloignant des gros troncs nerveux pour isoler chaque organe animé : c'est une étude anatomique digne du plus haut intérêt. Le médecin, appelé à juger une mort douteuse, agira par des courants électriques plus forts et principalement dirigés vers les plexus nerveux et sur le trajet des gros nerfs. La foudre électrique qu'il tient en puissance, n'ira plus, comme on l'a vu dans les expériences physiologiques, anéantir une dernière étincelle de vie. Les appareils *magnéto-électriques* et *volta-électriques* sont, en effet, suivant M. Soubeiran, pourvus d'un régulateur destiné à régler la force des courants et à graduer ainsi l'application du galvanisme.

Les nouveaux appareils introduits dans la pratique ordinaire n'ont pas l'avantage exclusif de faire pénétrer le fluide électrique dans l'économie animale, sans altérer les tissus profonds, sans même altérer les surfaces tégumentaires. Nous possédons des instruments de physique qui n'exigent dans leur application, ni piqûres, ni incisions préalables. Par la décharge d'une bouteille de Leyde et d'une batterie électrique, on détermine facilement à travers la peau de fortes contractions musculaires. Les médecins produisent ainsi de violentes convulsions sur les cadavres; ils tuent des animaux par des commotions dirigées sur les centres nerveux; ils produisent aussi des effets opposés. Nicolas, de Nancy, fit revivre un chien asphyxié par le charbon et tombé dans un état de mort apparente, en le posant simplement sur le carreau électrique. L'électricité, habilement appliquée, a plusieurs fois rappelé à la vie des personnes en état de mort apparente.

Cependant, loin de caractériser la vie par la production du phénomène de la contractilité, le fluide électrique, indique un reste de l'irritabilité organique et rien de plus: il agit aussi bien pendant un certain laps de temps sur le cadavre, sur des fragments de cadavre, que sur les individus vivants. Fodéré dit. « Les décapités et autres sujets qui ont péri de mort violente, quelle qu'elle soit, donnent de grands signes de contractilité musculaire, quoiqu'ils ne puissent être rendus à la vie, et il serait possible qu'un individu faible, tombé en syncope, ne donnât aucune marque d'existence, quoiqu'il pût, d'ailleurs, être rappelé parmi les vivants. En Angleterre, des physiciens, voulant juger le degré d'énergie des contractions musculaires après la mort, employèrent des appareils électro-moteurs doués d'une grande force. L'expérience fut horrible à voir! les cadavres, violemment agités de mouvements convulsifs, faisaient lâcher prise aux hommes les plus robustes, et les yeux électrisés roulaient sans cesse dans les orbites et semblaient animer le visage. Qui pourrait douter de la persistance de la contractilité musculaire lorsque le principe vital ne peut plus être rétabli? M. Orfila fait observer avec raison que si les contractions ne prouvent pas que la vie soit éteinte, « on aurait tort d'assurer que l'individu est vivant, les muscles des cadavres jouissant de la propriété de se contracter sous l'influence de la pile, depuis le moment de la mort jusqu'à celui où ils sont devenus raides (1). »

Appliquée à la médecine, l'électricité présente des effets variés, inconstants, contradictoires et quelquefois nuls.

Dans sa thèse inaugurale, Pierret (2) a démontré que l'action de la pile de Volta, sur l'économie animale, devenait illusoire dans un grand nombre de maladies nerveuses qui s'accompagnent de perte totale du sentiment et du mouvement. J'ai vu l'excitant galvanique sans action pour ranimer les muscles du visage paralysés; la malade, depuis un grand nombre d'années, était atteinte d'une affection chronique rebelle à tous les agents de thérapeutique. Dans ses travaux sur l'application du galvanisme à la médecine, Mongiardini ayant remarqué qu'un membre paralysé reste quelquefois insensible au courant galvanique, considéra l'épreuve comme incertaine.

Des physiciens célèbres, amis du merveilleux, ont prétendu qu'il y a des organisations réfractaires même au choc électrique! Musschenbroek a constaté trois faits de ce genre. Sigaud de Lafont

(1) *Loc. cit.*, p. 37.

(2) *Essai sur les signes qui distinguent la mort réelle de la mort apparente.* Paris, 1807.

en rencontra un ; et comme le hasard voulut que l'homme fut eunuque, on fit courir le bruit que les castrats étaient insensibles à l'électricité : grave erreur refutée par Herbert dans ses expériences sur les animaux, et par Lafont lui-même, qui répéta l'épreuve sur trois eunuques. Krayenhoff a trouvé un jeune homme qui n'était nullement affecté de la décharge d'une bouteille de Leyde de trente-deux pouces de surface, et qui ne fut affecté d'une légère secousse que par une bouteille de deux cent quarante pouces de surface ! Admettez que l'insensibilité ne soit pas absolue mais relative à la force de la décharge de la bouteille de Leyde, quelle sera la mesure de l'électricité à mettre en usage pour constater la mort réelle? Si le choc électrique est faible, il est nul; s'il est violent, vous cherchez du mouvement et du sentiment et vous déterminez des paralysies partielles ou générales : l'électricité peut même foudroyer la dernière étincelle de vie. Nous n'avons pas, en médecine, à redouter de pareils malheurs.

Les différents procédés de galvanisation établissent avec certitude les derniers vestiges de la contractilité musculaire : il ressuscitent les battements du cœur, alors que l'auscultation a constaté la mort de cet organe.

Les résultats sur la sensibilité, négatifs par l'épreuve de la piqûre, deviennent évidents par l'électricité. Il n'y a pas toujours solidarité très-apparente entre les deux grandes forces physiologiques, la *sensibilité* et la *contractilité*. Les médecins observent dans l'hémiplégie, que des malades sont quelquefois insensibles quand on pince et lorsque l'on pique même assez fortement la peau des membres paralysés. La contractilité reparaît momentanément sous l'influence du stimulant électrique, sans qu'il en résulte toujours le rétablissement de la fonction musculaire.

Art. XXXIX. — DÉFAUT DE REDRESSEMENT DE LA MACHOIRE INFÉRIEURE, QUAND ON L'ABAISSE AVEC FORCE.

L'irritabilité, dernière source de la vie, d'après les idées de Haller, appliquée aux muscles de la mâchoire a fait admettre que le mouvement de ces muscles est un signe non équivoque de vie : de sorte que, dans la mort apparente, si à l'exemple de Bruhier on abaisse avec une certaine énergie la mâchoire inférieure, elle doit revenir d'elle-même à sa situation primitive en s'élevant vers la supérieure.

Aucune épreuve n'est plus fautive. Le maxillaire étant abaissé avec force, les puissances élévatrices, subitement provoquées par l'extension forcée, suffisent pour ranimer une contractilité synergique qui oblige la bouche à se fermer, quoique la mort soit réelle. La contractilité qui, naturellement, survient au moment de la rigidité cadavérique, produit le serrement des mâchoires. Il n'est pas toujours aisé d'abaisser le maxillaire inférieur pendant la vie. Dehaen rapporte que le trismus devint si considérable dans un tétanos, qu'il fallut attendre quarante-huit heures pour entraîner en bas la mâchoire inférieure.

La catalepsie, l'éclampsie, la syncope et l'hystérie présentent de nouvelles difficultés. Dans l'intervalle des attaques et même dans l'accès cataleptique, quand on tire en bas avec une certaine force la mâchoire inférieure, elle demeure quelquefois abaissée, cependant la vie n'est pas éteinte.

L'abaissement du maxillaire rend un peu la bouche béante à la mort. L'intervalle entre les deux mâchoires est plus ou moins grand, quand il y a : 1º luxation de l'os maxillaire; 2º paralysie des muscles temporal et masseter, muscles élévateurs de la mâchoire; enfin, 3º quand il y a ankylose ou soudure du condyle du maxillaire avec la cavité glénoïde. Chacune de ces affections retient la mâchoire inférieure dans une position fixe, permanente, et s'oppose absolument à son élévation naturelle, et par conséquent au rapprochement des deux maxillaires.

Art. XL. — DU BERNEMENT OU DU SAUT.

Une vieille coutume consistait à placer le corps inanimé sur le milieu d'un drap ou d'une couverture, dont quatre personnes robustes tenaient les coins, et, pendant une demi-heure, de le berner ou de le faire sauter en l'air. « Cette danse ou ce bernement, selon Bruhier (1), a souvent sauvé la vie à de prétendus morts qui n'étaient qu'en léthargie. »

Utile dans quelques affections nerveuses, cette épreuve serait infailliblement mortelle lorsque la circulation est languissante. Quand on a besoin d'employer un moyen de stimulation générale du système nerveux, les frictions que l'on peut diriger à volonté produisent un ébranlement des nerfs considérable ; elles ont un mode d'action bien supérieur à cette coutume bizarre qui rappelle l'acte de désespoir qui lui a donné naissance. Des femmes étant battues quand elles perdaient leurs maris, ne savaient quels moyens imaginer pour le ranimer au moment de la mort.

Art. XLI. — ÉPREUVES DE L'ORGANE DE L'AUDITION.

(CONCLAMATION, PLEURS, LAMENTATIONS.)

Les cérémonies funéraires, chez presque tous les peuples, ont toujours été accompagnées de pleurs, de cris et de lamentations. Solon défendit aux Athéniens les mouvements naturels de tristesse, comme indignes de la grandeur d'une telle nation. A

(1) *Loc. cit.*, t. II, p. 474.

Rome, la coutume voulait que l'on appelât trois fois par son nom
la personne qui venait de mourir pour s'assurer qu'elle n'était
pas dans un état de mort apparente : cette coutume existe encore
dans quelques contrées de l'Irlande. La dernière conclamation
était nommée *Conclamatio suprema* (Quintilien). L'usage d'appeler les morts à grands cris, antérieur à la fondation de Rome
dans le Latium, ne s'est éteint qu'après la destruction du paganisme. Dans nos campagnes, en France, il n'est pas rare que
certains parents appellent les morts à haute voix. Moïse a défendu cette évocation des morts, comme étant une espèce de
magie : *Nec sit qui quærat a mortuis veritatem.* Le cardinal
Magalothi jugea indigne des chrétiens ces hurlements femelles,
ces ridicules lamentations, tout au plus nécessaires à la consolation des païens qui sont privés de l'espoir d'une vie future.

Les anciens louaient des pleureuses pour honorer les morts.
Les *Pleureuses réputatrices* faisaient l'énumération des qualités et des actes honorables du défunt : nos orateurs prononcent
actuellement des éloges funèbres. Les *Psaltricæ* accompa-
gnaient leurs pleurs de l'harmonie des instruments : les *Phre-
nodæ* composaient la masse des pleureuses commandées par
une d'entre elles, nommée *Præfica*, qui avait mission pour
donner le ton, pour ouvrir la marche, et pour présider aux
gestes, aux grimaces, aux lamentations de ses compagnes.

Au Japon, les cadavres ont été mis en terre au milieu des
réjouissances Les Troglodites riaient et se divertissaient à la
cérémonie funèbre comme à une partie de plaisir. Il est vrai qu'il
était bizarre de voir un mort, le col attaché avec les pieds,
contourné en peloton, et que l'on courait à toutes jambes jeter
dans un trou. La joie pour honorer la perte des parents fut l'exception à la règle générale adoptée par les nations.

Les cris, les lamentations et les pleurs sont des établissements
politiques qui, selon Bruhier, ont pour but de prévenir la sépa-

ration trop prompte des morts et des vivants : la conclamation était encore une épreuve imaginée pour s'assurer de la réalité de la mort. Il s'appuie sur l'opinion de Quintilien ; « par quelles raisons croyez-vous, dit ce rhéteur, que les funérailles se font si tard ? Pourquoi troublons-nous le repos des pompes funèbres par tant de gémissements, de pleurs, de hurlements ? si ce n'est que l'on a souvent vu revenir à la vie ceux à qui on était prêt à rendre les derniers devoirs. *Undè putatis inventos tardos funerum apparatus ? Undè quòd exequias planctibus, ploratu, magnoque semper inquietamus ululatu ? Quàm quòd vidimus frequenter post conclamata suprema redeuntes !* » Si les lamentations étaient un effet du hasard, au lieu d'être le résultat d'un calcul, comment se rendre compte des faits historiques qui établissent cette coutume à de très-grandes distances, en Servie et en Prusse, par exemple, tandis que les pays voisins et intermédiaires ne mettent pas en pratique cette épreuve de la mort apparente.

Louis s'éleva contre cette opinion : il voulut prouver que Quintilien, tout Romain qu'il était, ne connaissait pas les usages de Rome, car la trente-quatrième loi des XII Tables défend aux femmes de se déchirer le visage et de faire des lamentations aux funérailles. *Mulieres genas ne radunto, neve lessum, funeris ergo, habento.* Il est évident que la législation romaine avait pour but de s'opposer aux marques ridicules de douleurs, et qu'elle était loin de s'élever contre l'usage des lamentations et de vouloir contenir les élans naturels de tristesse.

Les pleurs versés aux funérailles prennent leur source, d'après Cicéron, dans l'idée que le défunt est privé des biens de cette vie. Louis combat encore un sentiment si vrai et si naturel, par le sophisme de morale : *Omnis amor noster oritur ex amore nostri.* Il soutient, ensuite, que les pleurs, dans les cérémonies des Juifs, n'étaient qu'un signe d'affliction : il en trouve la preuve dans ce passage de l'Évangile : *Vidit tumultum et flentes et ejulantes multum... Quid turbamini et ploratis? Puella non est mortua, sed dormit, et irridebant eum*, Marc, ch. V. La citation me paraît ici entièrement favorable à l'opinion de Louis, qui ajoute : « Les pleurs ont donc leur principe dans la nature, et il n'ont jamais pu être regardés comme une cérémonie et une coutume propre à rappeler d'une mort apparente à la vie. »

Pierre de Blois en a jugé toute la valeur, en considérant les pleurs comme une douce consolation dans le malheur : *Afflictis hominibus suaves sunt lacrymæ*. Mais la joie, aussi bien que la douleur, fait couler les larmes. L'esprit est un mauvais juge en matière de sentiment. L'intérêt, le plaisir, le chagrin, sont les mobiles les plus puissants pour faire couler des larmes feintes ou légitimes.

Les pleurs ne pourront jamais constituer une épreuve sérieuse pour constater la mort apparente : il n'en est pas de même de la conclamation à haute voix ou avec des instruments, quoique l'on ait prétendu qu'il fallait comparer au son de nos cloches, le bruit du cor et de la trompette destinés à la magnificence du convoi. *Tubæ admixtæ ad dignitatem*. Guth., ch. 23. Les Romains, trop scrupuleux observateurs de la conclamation, appelaient encore ceux qui étaient morts en pays étrangers.

La *conclamation* est un stimulant moral par excellence, et quelquefois, suivant la remarque de Mahon, les stimulants moraux sont plus actifs que les excitants physiques. Ledran a raconté le fait très-curieux d'un joueur qui revint de sa léthargie en entendant prononcer vivement ces mots :... *Quinte, quatorze* et le *point*. Un mathématicien, plongé dans un état comateux, insensible à tous les agents, interpellé vivement sur le quarré de 12, répondit 144. Au moment suprême, le tambour a rappelé des guerriers à la vie; la voix d'un fils a sauvé le père, et la musique a causé un ébranlement favorable à des malades qui ne donnaient plus signe d'existence.

Les organes des sens présentent une certaine graduation dans leur extinction finale : ils ne s'engourdissent pas tous en même temps : ils s'éteignent peu à peu, ils meurent successivement. L'odorat a cessé, que la vue, que le toucher, que le goût subsistent encore ; l'ouïe est le sens qui meurt le dernier : témoins les personnes qui, dans un état de mort apparente, ont fait, à leur réveil, un récit complet de tout ce qui s'est dit, de tout ce qui s'est fait autour d'elles.

Art. XLII. — ÉPREUVES SUR L'ORGANE DE L'ODORAT.

L'insensibilité de la membrane pituitaire, soit aux odeurs, soit aux sternutatoires, soit enfin à toute stimulation directe, n'est point un signe de mort réelle. Pour ce qui est des liqueurs odorantes, combien d'individus en état de santé sont complétement insensibles aux odeurs les plus fortes, les plus pénétrantes. L'anosmie ou la perte de l'odorat accompagne plusieurs affections et s'observe fréquemment. La membrane muqueuse qui tapisse l'intérieur des narines est quelquefois paralysée ; ou bien, elle est tellement engorgée de bave écumeuse ou de mucus, que les errhins, que les sternutatoires, même les plus énergiques, perdent leur efficacité : il faut donc se méfier de ces états particuliers de la membrane de Schneider. Un stimulus quelconque a une action d'autant plus vive qu'il est mis directement en contact avec les papilles nerveuses.

Il est vrai que la membrane pituitaire jouit d'une sensibilité exquise : sa proximité du cerveau et le grand nombre de nerfs qui s'y distribuent, qui s'y épanouissent sous la forme d'un vaste réseau nerveux, suffisent pour légitimer l'épreuve des stimulants sur le sens de l'odorat. Dans les animaux, il y a un bulbe olfactif qui est en relief de la masse encéphalique, pour recevoir plus fortement et plus sûrement l'impression des odeurs : ce bulbe est à l'état rudimentaire chez l'homme ; d'où il résulte que l'action des nerfs olfactifs, quoique très-vive à l'état normal, devient promptement nulle dans les maladies même sous l'influence des divers agents de stimulation directs ou indirects.

Art. XLIII. — DÉFORMATION DE LA PUPILLE PAR LA COMPRESSION DE L'OEIL.

Dans la séance académique du 23 mars, M. le Dr Ripault a fait connaître le procédé qu'il emploie pour obtenir la déformation de la pupille sur les cadavres. « Il suffit, dit-il, d'exercer une pression assez forte avec le doigt sur la paupière inférieure, de manière à refouler, en l'élevant, tout le globe oculaire que soutient la main opposée, en lui offrant un point d'appui résistant par en haut, et au-dessous de la demi-circonférence de l'orbite. Cette petite manœuvre fait aussitôt obtenir un changement dans le disque de la prunelle, *changement* qui *modifie, non pas les dimensions* de cette dernière, *comme pendant la vie,* mais *seulement la forme de son ouverture.* Au lieu d'être orbiculaire, l'ouverture de la pupille devient alors elliptique en travers ou obliquement, ou bien même enfin plus ou moins irrégulièrement circulaire, selon la force employée par le doigt de l'observateur. »

L'épreuve nouvelle de la déformation de la pupille sera toujours mauvaise pour caractériser la mort absolue. On observe en effet pendant la vie des configurations vicieuses et permanentes de la pupille après des iritis chroniques. Profitant d'un violent accès d'hystérie, pour mettre en usage le procédé opératoire de mon ancien collègue des hôpitaux de Paris, j'ai

obtenu une déformation oblique de la pupille qui ne s'est effacée
qu'après l'attaque. L'épreuve reste impuissante devant la cé-
cité : voilà donc les aveugles de l'hôpital des *Quinze-Vingts* (1)
privés du signe certain de la mort !

Art. XLIV. — ÉPREUVES SUR LA PEAU.

1° L'*urtication*, l'*acupuncture*, les *rubéfiants*, les *stimulants*
de toute nature n'ont produit ni douleur, ni réaction locale
inflammatoire dans beaucoup de maladies nerveuses ;

2° Prévost de Padoue considère l'*application du vésicatoire*
dans les morts apparentes comme une épreuve décisive. Manget (2)
cite l'opinion de l'auteur « *Prœvotius Patavinus, nullum reme-*
dium efficacius observavit quam vesicantia coxis applicata.
Ubi vesicas excitant spes est clara de vitâ ; si frustrà appli-
centur, res est desesperata. » Le foyer vital n'est pas éteint ,
quand il ne se forme pas d'ampoule séreuse ou de phlyctène
après l'application du vésicatoire : il y a des individus doués
d'une idiosyncrasie réfractaire aux rubéfiants les plus actifs ; il
y a des maladies, la léthargie par exemple, qui s'opposent aux
effets naturels de la vésication ;

3° L'*électricité*, agent de stimulation très-énergique, peut
mettre alors une étincelle de vie en lumière. Que l'on dirige une
série d'étincelles électriques sur un point circonscrit de la peau;
si le tégument est vivant, il blanchit, il rougit ensuite, il s'en
élève des phlyctènes remplies de sérosité citrine, limpide : c'est

(1) L'origine du nom de l'*hôpital des Quinze-Vingts* se tire de
quinze fois vingt, qui donne le nombre de trois cents. A leur retour de
la Terre-Sainte, trois cents gentilshommes à qui les Sarrasins avaient
crevé les yeux, furent réunis dans l'hôpital d'Aveugles que saint
Louis fit édifier en 1254.

(2) *Bibl. med. pract.*, t. IV, p. 603.

l'effet de la vésication ; si la peau est morte, l'action stimulante ne lui fait éprouver aucune modification. Cependant il y a des états particuliers de mort apparente qui s'opposent au développement des phénomènes de la vitalité ; la réaction organique ne s'établit pas ; la rougeur, la chaleur, la tuméfaction, la douleur et les phlyctènes venant à manquer, on confondrait aisément la mort apparente avec la mort réelle.

4° Il semble que l'épreuve doive pénétrer plus avant dans l'épaisseur du tissu cutané pour découvrir les sources de la vie latente. Voici un agent chimique que j'ai eu occasion de mettre en usage dans un cas de mort douteuse. La peau sur un point du thorax étant excoriée, on prendra une petite quantité de *perazotate de mercure* que l'on versera dans un tube de verre, appliqué au point même de l'excoriation. La *peau morte* deviendra, selon le mode d'action de cet agent sur les tissus, rose ou violette ; la *peau vivante* sera bientôt rouge, enflammée, érythémateuse : distinction utile à rappeler ou à connaître.

5° Dans ses expériences, Legallois essayait la sensibilité en pinçant les oreilles, les pattes et la queue des animaux agonisants. Il fit la remarque que la sensibilité à l'anus existait encore quand il n'y en avait plus dans les parties que je viens de nommer.

Lorsque le froid glacial de la mort a frappé l'organisation, nous allons prouver que les points cautérisés, brûlés, piqués, incisés, pincés, soumis, en un mot, aux agents les plus actifs, aux stimulants les plus énergiques, ne présentent aucune sensibilité, aucune rougeur érysipélateuse : pendant la vie, une zone rouge circonscrit toujours et marque l'étendue des cautérisations, des brûlures, des piqûres et des incisions ; les *bleus* ou les ecchymoses à la peau marquent les endroits du tégument externe qui ont été pincés.

6° *Application du fer rouge et du feu.* — Le célèbre

Lancisi a préconisé, comme une épreuve utile pour s'assurer du décès, l'application du fer rouge à la plante des pieds. Le feu a été ensuite porté, le long du rachis, sur la peau qui recouvre les gros troncs nerveux, et même sur la tête (Willis). Mais la brûlure avec le fer rouge est une épreuve cruelle si la mort est apparente : elle devient nulle si la mort est certaine.

XLe Observation. — Winslow rapporte l'histoire, communiquée à l'Académie, d'un soldat sur lequel le fer chaud ne produisit aucune impression douloureuse, quoique tous les organes du mouvement volontaire fussent en état parfait d'intégrité.

XLIe Observation. — Une jeune dame, atteinte d'un accès d'épilepsie, tomba dans le feu ; elle y resta assez longtemps, pour que son *avant-bras fût brûlé et raccorni jusqu'aux os ;* trois doigts de son autre main furent aussi complétement désorganisés. De l'un et de l'autre côté, le derme fut en partie détruit sur les bras, sur les épaules, sur le cou et à la partie supérieure de la poitrine ; son visage était brûlé jusqu'à la naissance des cheveux ; mais le derme n'y était détruit, dans toute son épaisseur, que sur le menton et sur une portion des joues. *Elle fut retirée du feu avant que l'accès d'épilepsie n'eût cessé.* Appelé près d'elle, Marjolin calma les douleurs vives qu'elle éprouvait : il fit l'amputation du membre et obtint une guérison. Qui sera désormais assez téméraire ou ignorant pour confier au feu la pierre de touche de la vie ?

Les Romains qui employèrent la combustion et l'incinération des cadavres acquirent la preuve certaine que l'image de la mort avait été prise pour la réalité. A la lueur du bûcher, de malheureuses victimes du jugement léger des hommes se sont réveillées de leur léthargie : quelques-unes échappèrent au trépas ; quelques autres, plongées dans la torpeur, ne donnèrent pas des signes de vie assez tôt au milieu des flammes ; elles eurent le sort cruel d'être brûlées toutes vives.

L'action du feu sur la peau ou la brûlure mérite plus d'attention, au point de vue médico-légale, qu'elle n'est importante pour constater la différence entre la vie et la mort : cette action doit être connue. M. Orfila a prouvé que l'existence de phlyctènes sur le cadavre d'un enfant nouveau-né dénotait que la brûlure avait eue lieu avant la mort. Voici un abrégé des recherches du Dr Christison. Pendant la vie, il ne survient pas toujours de phlyctènes, et cela a lieu dans l'application du cautère actuel. Mais il s'établit constamment une réaction phlegmasique très-caractéristique qui persiste sur la peau, même après la mort ; elle se dessine sous forme d'une zone rouge, étroite, qui limite la partie brûlée. Les brûlures ordinaires, au second degré, s'accompagnent toujours du développement de phlyctènes remplies de sérosité. Après la mort, si l'on fait une application d'eau bouillante, on facilite le décollement de l'épiderme, qui est sec et cassant ; le derme ne change ni de couleur ni de texture. Le fer rouge détermine sur les cadavres une dessication brûnâtre ou noirâtre du derme, sans aucune apparence de zone rouge, inflammatoire, autour de la brûlure ; si l'épiderme s'élève en ampoule vésiculeuse, il ne contient plus que du gaz ; il est boursoufflé : il y a des névralgiques qui, après l'application du feu, présentent ces derniers phénomènes qui ne sauraient être caractéristiques de la mort réelle.

7° *Incisions, piqûres, scarifications.* — Velschius rappela une femme apoplectique à la vie en lui plongeant une aiguille sous l'ongle du gros orteil. Bruhier rapporte qu'une seule piqûre a détruit un état syncopal déterminé par une hémorrhagie. La piqûre de la muqueuse nasale au moyen d'un stylet aigu ou bien avec des soies de sanglier réunies en pinceau, en provoquant une épistaxis abondante, a sauvé la vie à des individus frappés d'apoplexie ou d'hémorrhagie cérébrale. Ni les piqûres avec les épingles et les aiguilles, ni les excitants les plus énergiques ne furent assez puissants, selon Pomme, pour ranimer la sensibilité de femmes hystériques.

Que seraient de si faibles piqûres, que seraient encore des scarifications multipliées lorsque des incisions profondes ont été impuissantes à réveiller la sensibilité organique dans la mort apparente. Les épreuves chirurgicales, avant la thèse de Winslow, jouissaient d'un grand crédit. On encourageait de toutes parts la pratique des incisions, des piqûres et des scarifications sur le cadavre, en souvenir des événements terribles présents à la mémoire des peuples. Chacun avait appris que des médecins d'une grande célébrité s'étaient trompés, et que le couteau anatomique avait rappelé à la vie, mais trop tard, des malades plongés dans un état de mort apparente. Vesale, ainsi que je l'ai déjà dit, mourut de chagrin pour avoir coupé la poitrine d'un homme dont le cœur palpitait encore. Térilli rapporte qu'une dame espagnole, hystérique, et en état de mort apparente, succomba sous le scalpel du chirurgien chargé de faire l'ouverture de son corps. L'abbé Prévost, romancier diffus, coupable du chef-d'œuvre involontaire de *Manon Lescaut,* étant tombé dans une léthargie, eut le ventre ouvert par un chirurgien, et le malheureux assista à sa propre mort au milieu des plus terribles angoisses. Buffon, dominé par la crainte générale au récit de faits semblables, appuya de toute son autorité les incisions, les piqûres et les scarifications faites à la plante des pieds, à la paume des mains, aux épaules, pour s'assurer de la réalité de la mort. La pratique est ici contraire à la théorie : elle prouve que les espérances de rappeler à la vie par les opérations chirurgicales sont illusoires. Portal dit : « On a fait des incisions en diverses parties du corps de quelques asphyxiés qui n'ont rien senti, et qui sont cependant revenus à la vie quelque temps après. » Concluons avec M. Orfila, savant médecin légiste, que les incisions légères sont inefficaces ; que les incisions profondes, déjà très-dangereuses, sont incapables de fournir le signe de la mort réelle, puisque l'on a pu couper sans le savoir des personnes vivantes.

8º La *nécropsie* et l'*embaumement* empêcheront certainement d'enterrer les vivants ; mais l'ouverture du corps n'empêchera pas de couper un vivant pour un mort. Le docteur Villeneuve (1) attache un trop grand prix à l'autopsie, quand il considère cette épreuve comme la confirmation de toutes les autres. Prétendre que la nécropsie doit précéder toute inhumation, c'est oublier le respect que l'on doit aux dernières volontés de l'homme qui ne veut pas être ouvert après sa mort ; c'est oublier que l'administration est impuissante devant les préjugés des familles. Pressé par ces difficultés pratiques, M. Villeneuve, avec cet esprit de droiture qui caractérise le vrai médecin, déclare ne tenir à son projet « qu'autant qu'on ne lui en substituera pas un qui remplisse mieux le but. »

Dans l'usage de l'ouverture des cadavres et dans les embaumements, Bruhier crut découvrir des coutumes à la fois médicales et patriotiques. Les peuples cherchant, d'une part, à éviter les morts apparentes, au moyen d'une épreuve décisive ; et, d'autre part, ayant en vue de fonder des monuments patriotiques au sein même de la famille : de là vinrent les idées d'une protection occulte des *dieux lares.*

(1) *Du danger des inhum. précipitées,* etc. Dijon, 1841.

CHAPITRE VII.

ÉPREUVES SUR LES ORGANES DE LA VIE VÉGÉTATIVE.

Le principe vital a jeté ses racines les plus profondes dans les organes de la vie végétative ; il continue d'agir et d'animer le cours des fluides sanguins et lymphatiques ; il conserve la sensibilité et la contractilité des viscères placés sous l'influence du nerf trisphanchnique, alors que les organes de la vie de relation ont depuis longtemps cessé de fonctionner, qu'ils ont cessé de vivre. L'homme extérieur n'existe plus que l'homme intérieur dure encore.

La médecine, éclairée par la physiologie expérimentale, appuyée sur ses propres recherches, a mis hors de doute que, dans certains cas obscurs, inconnus, la mort se présente sous les fausses apparences qui ont fait commettre de si cruelles méprises. Elle n'abandonne pas un corps humain, privé de mouvement, de sentiment, de respiration, de circulation, et qui a la pâleur et le froid du cadavre. Connaissant le dernier refuge du principe vital, elle interroge les organes de la vie végétative, et retient souvent au seuil de la mort des malades qui l'auraient infailliblement franchi, après des jugements erronés et téméraires. Chaque jour, les médecins redressent ces jugements déplorables qui passent inaperçus sous l'égide de la science.

Toutefois, l'exploration de la vie dans les organes internes présente les plus grandes difficultés, exige une sagacité peu commune et des talents réels en médecine. Les bruits qui se produisent dans les viscères, aux approches de la mort et quand la mort existe, bruits qui résultent du relâchement général des tissus et du déplacement des matières fluides de l'économie animale, ont fait et feront toujours commettre des erreurs. Quel médecin se croira assez sûr de lui-même pour prononcer affirmativement sur l'état de mort absolue, quand il percevra un bruit quelconque dans la poitrine ? Lors même que tout est silencieux dans les appareils divers, pour nos organes des sens, avons-nous le pouvoir de juger l'extinction finale de la sensibilité et de la contractilité ? N'est-ce pas à l'autopsie que les physiologistes ont pris la nature sur le fait, travaillant encore sourdement, et à notre insu, à soutenir les derniers vestiges de la vie dans les organes internes des cadavres ? Voilà donc des actes de vitalité, obscurs, cachés et insensibles à la vue, au toucher et à l'ouïe ! Voilà donc une dernière étincelle de vie qui échappe complétement aux lumières de la science !

Tout nous conduit vers cette conclusion nécessaire : la vie est impuissante à caractériser la mort ; la mort se caractérise elle-même par la coloration verte des parois abdominales : premier indice de la décomposition putride.

Il importe, cependant, d'établir ici la série d'épreuves dirigées ou proposées sur les fonctions de la vie végétative. Le cœur, les voies digestives et le calorique vital ont été particulièrement soumis à des recherches actives pour découvrir les dernières traces de la vie.

Art. XLV. — ÉPREUVES SUR L'APPAREIL DE LA DIGESTION.

1° Insufflation de l'air. — On propose de souffler de l'air par la bouche et d'examiner s'il parcourt librement le tube gastro-intestinal pour sortir par l'anus. Comment juger du passage continu de l'air par l'anus ? Quand le passage est libre, il est vrai qu'il tend à prouver l'extinction de l'irritabilité du canal digestif, dernières limites du principe vital. En effet, l'irritabilité diminue, s'affaiblit, se suspend quelquefois dans le tube gastro-intestinal ; la paralysie atteint les valvules ou sphincters internes et le sphincter de l'anus ; le fluide aérien, ne trouvant plus d'obstacle, passera librement et fera conclure arbitrairement que la mort est réelle, quand il y a mort apparente. Ne peut-il pas arriver que des fecès accumulées, que des matières muqueuses ou glaireuses, que la présence de corps étrangers viennent obstruer le canal intestinal, fermer le passage à l'air insufflé, et donner à croire que la vie subsiste quand la mort est réelle ?

2° Regorgement des liquides versés dans la bouche. — Une épreuve très-fréquente et fort peu décisive consiste à verser, dans la bouche du moribond, une petite quantité de liquide, pour s'assurer de l'état des voies digestives supérieures : s'il y a regorgement, on conclut que la mort est réelle.

Dans plusieurs affections nerveuses, la contraction spasmodique du pharynx provoque le reflux des liquides au dehors de la bouche. Le spasme du pharynx n'existe plus dans la syncope ; il y a suspension de l'irritabilité de l'isthme du gosier, défaut de contractilité des muscles pharyngiens ; cependant l'effet reste le même, car le mouvement de la déglutition est impossible : les liquides versés dans la bouche sortent de suite et sont quelquefois refoulés vers les fosses nasales ; il arrive encore qu'ils restent en stagnation dans la cavité buccale et dans l'arrière-bouche. On observe, pendant la vie, le regorgement de l'eau chez les noyés ; la contraction convulsive des muscles gutturaux mettant un obstacle invincible à la déglutition. L'angine tonsillaire compliquée de tuméfaction et de syncope, présente le phénomène du regorgement des liquides au plus haut point et par la bouche et par les narines.

L'épreuve de la déglutition sera donc faite avec prudence, avec une grande réserve, puisque la vie subsiste dans plusieurs circonstances, bien qu'il y ait refoulement au dehors des boissons qui ont été données. En versant dans la bouche une trop grande quantité de liquide, on déterminerait infailliblement une suffocation mortelle, par suite du passage insolite de ce liquide dans les voies aériennes. C'est pourquoi Vigné et d'autres auteurs conseillent de faire pénétrer les liqueurs stimulantes, émétiques, jusque dans l'estomac au moyen de tubes élastiques ou de la sonde œsophagienne directement introduits par la bouche ou les narines, dans l'œsophage et jusque dans l'estomac. Quelques auteurs se contentent d'irriter le viscère gastrique pour réveiller sa sensibilité : Heister a employé à cet usage un instrument qu'il a nommé *excutia ventriculi*.

Les liquides passent ordinairement sans bruit de la bouche dans l'estomac, en vertu des contractions péristaltiques de l'œsophage. Quand ils tombent, abandonnés à leur propre poids, sans réaction organique, ils font entendre un choc, un bruit particulier à l'épigastre qui est un signe ordinaire de l'agonie : il y a perte de la contractilité et de l'irritabilité de l'œsophage et du pharynx. La paralysie, l'inertie des voies digestives supérieures, nous a quelquefois permis d'entendre le bruit de la chute rapide des boissons dans l'organe gastrique.

Art. XLVI. — ÉPREUVES SUR LE CALORIQUE VITAL.

M. Van Henger (1) a cherché s'il n'existait pas quelque moyen positif de constater l'absence de la vie. « Pour résoudre ce problème, dit M. le docteur Barth, il part de cette considération physiologique que les fonctions du cerveau et de la moelle épinière peuvent être paralysées momentanément, tandis que celles du système ganglionnaire persistent encore : qu'ainsi, la vie animale peut être suspendue, abolie en apparence, de manière à simuler la mort, tandis que, avant ce terme fatal, la vie organique sera conservée, et que, par conséquent, la chaleur se maintiendra surtout dans les viscères dont les fonctions sont régies principalement par le système nerveux ganglionnaire.

Or, ces organes sont, pour la plupart, situés dans la cavité abdominale. Si donc, on pouvait constater la présence ou l'absence de la chaleur animale dans la profondeur de cette cavité, on aurait la preuve que la vie persiste encore ou qu'elle est réellement abolie.

Dans ce but, l'auteur a imaginé un appareil qui n'est autre chose qu'une espèce de thermomètre approprié à ce genre de recherches.

L'instrument consiste en un tube flexible d'un centimètre environ de diamètre et de soixante à soixante-quinze centimètres de longueur. Fermé à l'une de ses extrémités, ouvert par le bout opposé, ce tube s'adapte, par ce dernier point et au moyen d'une vis, à un tube de verre recourbé en forme de fer à cheval, ouvert à ses deux extrémités, dont le coude contient un peu de

(3) *Union Méd.*, 9 janvier 1849.

mercure, et dont la branche libre est pourvue d'une échelle graduée.

« Pour constater la présence ou l'absence de la chaleur vitale dans l'abdomen, on introduit dans la cavité du tube flexible un peu de coton et six à huit grammes d'éther sulfurique; puis, après avoir préalablement constaté la hauteur de la colonne de mercure, on engage le tube flexible par l'anus dans le gros in-testin jusque dans le cœcum; cela fait, si la chaleur est éteinte, la hauteur du mercure restera la même; que si, au contraire, la vie n'est pas abolie, le calorique intérieur produisant l'évapo-ration de l'éther dans le tube, il y aura pression sur la colonne de mercure, dont le niveau s'élèvera le long de l'échelle graduée, de manière à constater la conservation de la vie. »

L'instrument et son usage paraissent être restés dans le do-maine des probabilités. Il n'en est pas de même des travaux du docteur H. Roger (1), qui s'est occupé à mesurer l'extinction graduelle de la chaleur vitale. En plaçant le thermomètre dans le creux axillaire, il a constaté que la température du corps, même dans la période algide du choléra, ne descend jamais au degré inférieur qui marque le froid cadavérique.

Art. XLVII. — ÉPREUVES SUR L'APPAREIL DE LA CIRCULATION.

Les épreuves ont lieu tantôt sur l'un des points du cercle circulatoire, tantôt sur le cœur, organe central de l'impulsion sanguine.

La mort étant réelle, l'exploration du pouls aux artères des membres, de la tête et du cou, demeure sans résultat : il n'y a aucun battement, aucun frémissement diastolique artériel. Le

(1) *De la temp. chez les enfants à l'état phys. et pathologique.*

sphygmomètre, successivement appliqué sur les artères superfi-
cielles, n'indique pas la moindre oscillation dans la colonne
graduée de mercure. Quand on explore le pouls, surtout lorsque
la circulation est languissante, il faut éviter avec soin une
compression trop brusque : compression qui, déprimant les parois
du vaisseau, empêche l'arrivée et la perception de l'ondée sanguine. Les veines des membres ne se gonflent pas après la
ligature, comme dans l'angiotomie. Les ventouses scarifiées ne
fournissent plus de sang, malgré leur application de longue
durée. Les frictions, dirigées selon le cours ordinaire du sang
veineux, c'est-à-dire des extrémités vers le cœur, gonflent dans
certains cas les veines brachiales, qui, une fois piquées, se vident
et ne se remplissent plus. Aucun stimulant n'est capable de rétablir le mouvement normal de la circulation.

Le sang qui jaillit d'une piqûre faite à un corps soumis à
l'épreuve est loin de fournir un signe de vitalité. Les cadavres,
au moment des grandes chaleurs, deviennent quelquefois emphysémateux, et le sang s'échappe avec force des piqûres et des
incisions pratiquées sur les vaisseaux sanguins. Cette *cruen-
tation* des plaies, suivant le langage des anciens, tient aux gaz
développés spontanément et qui poussent au dehors le sang
contenu dans les vaisseaux divisés. Des ignorants pourraient
confondre le phénomène cadavérique avec le jet sanguin dû à
la systole vasculaire et surtout aux contractions cardiaques.

Agir sur le cœur, ce n'est pas agir sur l'ensemble du cercle
circulatoire : il se passe en dehors du centre d'action de cet
organe des circulations partielles que nous aurons à examiner.
M. le professeur Sédillot (1) dit : « Le stéthoscope, ou l'application de l'oreille sur la région cardiaque, ne donne que des signes
incertains, de même que l'exploration du pouls, car on n'est

(1) *Loc. cit.*, p. 143, an. 1836

jamais assuré par ces moyens de l'état de la circulation tout entière ; elle peut se continuer par oscillation dans quelques viscères intérieurs, tandis qu'elle a cessé dans le cœur et les grosses artères. » Toutefois, l'examen du cœur fournira, après la stimulation électrique ou galvanique, *l'épreuve primitive* la plus importante pour constater la mort.

Appliqués tour-à-tour à la région précordiale, la main, l'oreille et le stéthoscope ne perçoivent aucun battement du cœur : l'organe est silencieux, inactif, et son repos est absolu. En 1830, j'ai employé l'auscultation pour constater la mort de trente-quatre victimes rassemblées au marché des Prouvaires. Le 23 janvier 1835, avant de faire l'opération césarienne sur la malade G***, jugée morte par les élèves de la Maternité, j'ai ausculté, non-seulement la région précordiale pour m'assurer de l'état du cœur de cette femme, mais encore l'abdomen de la mère pour découvrir le souffle placentaire et les battements du cœur de l'enfant. La nécropsie a été faite à l'hôpital clinique de la Faculté, sous la direction de MM. J. Cloquet et P. Dubois : ce dernier professeur m'a engagé a rendre compte à son auditoire, de la maladie et surtout des motifs qui m'avaient forcé d'agir en son absence. Je crois avoir trop clairement expliqué la manière de constater les décès par l'auscultation. Le moindre mouvement rhythmique conduit à sauver des malades en état de mort apparente.

A la séance de l'Institut du 7 juin 1841 (1), j'ai présenté l'ob-

---

(1) C'est la *première observation* qui constate l'avantage et la nécessité *de l'auscultation au diagnostic de la mort apparente. Jusque-là*, le *stéthoscope* ne m'avait appris à reconnaître que le *silence absolu du cœur et des artères dans la mort réelle*. Quel motif a porté M. Rayer à garder le silence sur ces faits, et à me frustrer de mon droit de priorité dans son rapport à l'Institut sur les morts apparentes ?

servation d'une femme qui, après une métrorrhagie accidentelle, tomba dans un état de mort apparente, et qui fut sauvée par l'auscultation d'un enterrement prématuré. Deux fois encore, le stéthoscope m'a servi à sauver la vie à des malades jugés morts : l'un était plongé dans la léthargie (*voy.* p. 22); l'autre était tombé en syncope après une attaque de choléra (*voy.* p. 43). Mais il importe de prouver ailleurs que, depuis longtemps, je mets en usage l'auscultation dans les cas douteux où le principe vital est en oscillation pour m'assurer des battements du cœur. (Voy. *Introduction.*)

Quoique l'auscultation soit appelée à rendre de grands services en suivant cette nouvelle voie, elle présente cependant de sérieuses difficultés dans son application, et, de plus, elle peut induire en erreur les oreilles les mieux exercées. On confondra quelquefois les derniers bruits du cœur avec certains mouvements qui se font dans la poitrine des cadavres, au moment du relâchement général des tissus. Quelle sera la durée de l'application du stéthoscope; la durée de l'intermittence des contractions du cœur étant inconnue? Si l'auscultation était appelée à juger définitivement les décès, voici les médecins âgés, dont l'oreille est devenue paresseuse, déshérités du droit de reconnaître la mort. Voilà surtout la population tout entière, incapable de pratiquer la nouvelle méthode d'investigation, qui ne sait plus distinguer la mort de la vie.

Encore s'il était certain que le silence absolu du cœur donnât le signe de la mort réelle : mais la vie existe et commence avant les premières contractions cardiaques et finit bien après les dernières. Dans l'incubation, les molécules organiques s'animent avant la formation du cœur. Des cercles nuageux, blanchâtres, nommés *halons,* agrandissent le plan de la cicatricule : les deux feuillets du blastoderme sont écartés l'un de l'autre par un liquide, au milieu duquel apparaît distinctement le linéament du nouvel être. Les vaisseaux omphalo-mésentériques forment *l'image veineuse* quelques heures avant l'apparition du *punctum saliens*, qui n'arrive que le *troisième jour* de l'incubation. Pline a dit : *in ovo certè gutta salit, palpitatque*. Au moment de la mort, lorsque le temps d'arrêt définitif du cœur survient, il se fait toujours dans les organes de la vie végétative des fonctions constatées par Bichat, par les médecins anglais et italiens. La physiologie expérimentale prouve que « le cœur étant enlevé dans les grenouilles, on peut observer encore la *circulation capillaire* sous la seule influence des forces toniques (1) : » il y a plus, tous les viscères étant enlevés, le pouls cesse de battre et la circulation capillaire se continue aussi. Répéter, avec les anciens, que le cœur est le *primum vivens*, et l'*ultimum moriens*, c'est répéter une grave erreur. Vouloir, au moyen seul de l'auscultation, juger définitivement la mort, c'est vouloir s'exposer constamment aux dangers des inhumations précipitées.

Le jeu du cœur, le cœur lui-même ne sont pas indispensables à la vie. Un grand nombre d'animaux invertébrés sont privés d'un organe central d'impulsion sanguine et même de circulation. Parmi les vertébrés, il y en a qui vivent de longues heures après l'arrachement du cœur : sans aucune apparence d'une mutilation aussi effroyable. Or, *un organe qui manque quand la vie subsiste, ne fournira jamais la preuve infaillible de la mort.*

De tous temps on a attaché le plus vif intérêt à reconnaître les derniers battements du cœur, et l'on a constaté que l'oreillette droite était la dernière agitée de contractions. Les expériences de Haller, celles de Nysten sur le corps d'un supplicié, ont confirmé ce fait de physiologie. Dehaen a observé sur le cœur de deux chiens vigoureux que l'oreillette droite exécutait quatre battements, tandis que la gauche ne battait qu'une seule fois

---

(1) Bichat, *Recherches physiologiques*, p. 247.

M. Harless, professeur à Munich, a fait l'observation suivante
plus d'une heure après la décapitation. « Le cœur, après l'ouverture de la cavité du thorax, et débarrassé de son enveloppe,
montra, par l'accès de l'air atmosphérique, des mouvements
rhythmiques très-prononcés dans l'oreillette droite. Enlevé de la
cavité et mis sur la plaque de verre, le cœur, peu à peu *devenu
immobile*, put, à l'aide de coups électriques violents, *être à volonté ramené à de nouvelles contractions*. Ces contractions, du
reste, quelle qu'ait été la direction du fluide électrique, se bor-
naient exclusivement à l'oreillette droite. » M. Harless a vu les
fonctions nutritives se continuer encore ; c'est dans le tube
gastro-intestinal et dans le nerf trisplanchnique que la vie se
retranche en dernier lieu : c'est là qu'il faut frapper pour
frapper juste aux portes de la mort.

Le mécanisme des battements des oreillettes et des ventricules
se fait aussi régulièrement quand le cœur, arraché de la poitrine,
se contracte à vide et à l'air libre, que lorsque cet organe se
trouve dans la position normale. Déjà les contractions ont cessé
dans l'oreillette droite que l'on peut les ranimer au moyen du
galvanisme et de l'électricité : la vie du cœur renaît avec l'étincelle et disparaît avec elle ; une série d'étincelles électriques
donne une série de battements cardiaques : l'intermittence du
stimulant physique produit l'intermittence de la contractilité de
l'organe : il arrive un moment *très-variable*, selon les espèces,
selon l'âge, où le galvanisme devient impuissant à réveiller les
battements du cœur : l'électricité a rappelé à la vie des personnes en état de mort apparente. D'où il suit que l'auscultation,
pour constater les décès, devrait être précédée de l'emploi de
cet agent explorateur, assez énergique pour ranimer les derniers
vestiges de contractilité des fibres musculaires du cœur. On
éviterait ainsi les erreurs graves qui peuvent résulter de la
confusion de l'intermittence passagère des contractions du

cœur, avec le temps d'arrêt définitif des mouvements de l'organe central de la circulation. On ne saurait trop se méfier des apparences de la mort. (*Voy.* p. 100.)

L'observation prouve que le cœur se ranime spontanément, sans l'influence des excitants. Le temps de la durée et de l'intermittence des battements du cœur n'est point fixe, précis, absolu, déterminé irrévocablement. Il faut donc savoir que la cessation du pouls ne prouve rien, et que la suspension temporaire des battements du cœur ne prouve pas davantage la mort réelle.

Le cœur cesse de battre et la vie dure encore. L'observation médicale attentive prouve, en effet, que la syncope prolongée ou le silence du cœur et des artères à l'auscultation n'est pas incompatible avec l'existence ; il y a plus, le cœur bat et la mort est irrévocable chez les suppliciés : ce n'est pas certainement la syncope qui caractérise la mort. La certitude de la mort nous arrive par l'expérience qui prouve, que toute section complète du col divisant la moelle épinière cervicale détruit le principe vital sans retour. N'allez pas, entraîné par un zèle inconsidéré, substituer la physiologie expérimentale à l'observation attentive et patiente. La patience, c'est le genie, a dit Buffon ; pour la médecine, c'est la lumière. Quelle analogie se trouve-t-il entre *l'animal sain* qui *succombe*, sacrifié dans vos expériences, et l'homme atteint d'une *maladie nerveuse, inconnue dans sa nature*, qui le plonge en état de mort apparente? Si l'animal meurt de syncope, cela prouve-t-il que l'extatique, que le cataleptique, etc., doit nécessairement mourir de syncope? Cela prouve-t-il surtout que ces affections ne produisent pas, quelquefois, un état syncopal très-prolongé, compatible avec l'existence : alors vous prendrez l'ombre pour la lumière.

Le cœur qui bat dans la poitrine d'un cadavre a toujours épouvanté l'esprit. Deïdier, professeur à Montpellier, voulant expérimenter si la peste était le résultat d'un venin bilieux, injecta sur un chien de la bile d'un homme mort d'une fièvre maligne. Croyant avoir tué le chien, il l'ouvrit et trouva le cœur qui battait encore. Bruhier (1) s'appuie sur ce fait et sur l'accident arrivé à Vésale pour dire : « Ces faits mettent en évidence que le pouls peut devenir insensible, bien que le cœur batte encore violemment. » Tant que le cœur est agité de battements continus et violents, les erreurs de ce genre sont effacées par l'auscultation.

Dans un *mémoire* sur le *danger d'être enterré vivant* et *sur les moyens de constater la mort*, Bourgeois conseille d'enfoncer des aiguilles dans le cœur pour faire passer dans cette organe un courant galvanique : épreuve qui lui semble une pierre de touche de la vie. Vigné a détruit ce mode d'exploration **de la** vitalité en s'appuyant sur les recherches de Béclard, qui ont démontré de graves accidents et même la mort survenus à la suite de piqûres profondes au sein des organes.

Foubert, pour s'assurer de la mort réelle, a proposé et pratiqué la paracenthèse du thorax. Desfontaines, son contemporain, dit : ce chirurgien « ne fait jamais une dissection de cadavre qu'il n'ait préalablement fait une légère incision entre deux côtes du côté gauche, à l'endroit ou se fait l'empyème. Il lui est aisé alors de porter son doigt sur le cœur et de s'assurer si ce muscle a absolument perdu son mouvement. » Opération de nulle valeur pour constater la mort, et qui deviendrait dangereuse, cruelle même dans la syncope.

(1) *Loc. cit.*, t. II, p. 473.

CHAPITRE VIII.

DE LA RESPIRATION OU DU FOYER VITAL.

Dans les êtres vivants, la mort n'est pas également rapide, parce que le foyer vital présente différents degrés dans l'intensité d'oxydation du fluide nutricier. La respiration double, principale cause de l'activité de l'oiseau, exige une grande quantité d'air saturé d'oxygène. Le mammifère, ayant la respiration simple, résiste davantage aux causes de l'asphyxie; il vit avec un seul poumon; il vit avec des fractions lobulées pulmonaires. Le reptile vit longtemps privé de l'air astmosphérique, en raison de sa respiration incomplète qui n'oxygène qu'une fraction de la masse totale du sang. Le poisson, au contraire, ne tarde pas à périr après l'ablation de ses branchies, parce toute la masse du sang a besoin d'être soumise à l'oxydation. La longévité des végétaux tient uniquement à la faculté qu'ils ont de n'employer qu'à certaines époques le foyer vital. De là, ce principe général, que la quantité de vie d'un être organisé est toujours en raison inverse de sa quantité de respiration.

L'appareil branchial ou pulmonaire est le véritable foyer vital (1).

Nous allons exposer les épreuves qui ont été tour-à-tour di-

(1) *Foyer vital* ne signifie pas *cause de la vie*, mais seulement le point de l'organisme où l'air se combine au sang, où se fait l'acte de la *combustion*, en un mot, l'hématose; c'est le pivot des deux vies organique et de relation.

rigées sur la fonction respiratoire, soit pour juger l'entrée et la sortie alternatives de l'air, soit pour constater les derniers mouvements qui appartiennent aux phénomènes mécaniques de la respiration.

Art. XLVIII. — ÉPREUVES SUR L'APPAREIL DE LA RESPIRATION.

1° ACTION DE LA BOUGIE. — Pour rendre évidente une respiration insensible, on conseille de tenir d'une main ferme une bougie allumée devant la bouche et les narines. Si la flamme ne vacille point et qu'elle s'élève toujours dans la même direction, l'épreuve démontre que le dernier soupir est rendu : la mort est certaine. Si la flamme est agitée, tremblante, offrant des inclinaisons diverses, la vie subsiste.

2° ACTION DES CORPS LÉGERS. — La mort réelle se jugera quand des corps légers, tels que le duvet de plume ou un peu de coton, placés doucement sur la bouche et les narines ne seront pas attirés ou expulsés par le jeu de la respiration.

Modérez le plus possible le mécanisme de la respiration et vous mettrez en défaut ces deux épreuves légères. La syncope, l'asphyxie, au plus haut degré, s'accompagnent de la suspension des mouvements respiratoires : il y a plus, toute mort apparente se caractérise surtout par l'absence de l'entrée et de la sortie alternatives de l'air dans les poumons.

3° EXPÉRIENCE DU MIROIR. — La glace d'un miroir placée devant le nez et la bouche devient terne par la condensation des vapeurs pulmonaires, quand la respiration se fait encore et que la vie se continue. L'épreuve est fautive à plus d'un titre : l'air froid de l'expiration des cholériques, et dans la congélation, suivant Portal, n'a pas obscurci la glace : les vapeurs naturelles qui s'élèvent de la peau encore chaude du cadavre par la transpiration insensible, se sont condensées sur des métaux froids et polis, sur le verre, enfin sur la glace du miroir, et les ont, au contraire, fortement ternis.

Ces trois épreuves sont jugées de nulle valeur par Houlier, Louis, Paré et Winslow : ce dernier auteur propose une autre épreuve sur les organes mécaniques de la respiration pour constater la mort.

4° EXPÉRIENCE DE WINSLOW. — Une épreuve ancienne consistait à placer un verre plein d'eau sur l'appendice xyphoïde, le corps étant couché sur le dos : de l'immobilité du liquide on concluait la certitude de la mort. Winslow proposa de tourner le cadavre supposé sur l'un des côtés latéraux, et de telle façon que « l'extrémité du cartilage de l'avant-dernière côte fût en haut; de placer le verre plein d'eau sur cette partie, beaucoup mieux disposée que le cartilage xyphoïde pour rendre sensible le plus léger mouvement de la poitrine. » L'épreuve est défectueuse, parce que, d'une part, la fermentation des humeurs des cadavres occasionne des déplacements viscéraux capables d'imprimer à l'eau un mouvement vibratoire; et ces mouvements communiqués sont impossibles à différentier des mouvements onduleux du liquide agité par le jeu de la poitrine : parce que, d'autre part, l'eau reste immobile quand les côtes restent fixes et que la respiration, dans la mort apparente, s'exécute par des contractions musculeuses lentes, graduées, insensibles. Dans le service du professeur Blandin, en 1834, à l'hôpital Beaujon, nous avons observé l'immobilité absolue des côtes.

Un ouvrier tombe d'une grande hauteur sur la région cervicale, et se fracture les vertèbres, fracture compliquée de la destruction de la moelle sans altération des nerfs phréniques. La paralysie s'empare de tous les organes situés au-dessous de la lésion traumatique, et l'immobilité des parois de la poitrine en est la conséquence physiologique. Pendant le peu de temps

que survécut ce malade, nous le vîmes avec mon collègue et ami
Charcellay, et la respiration, quoique diaphragmatique, était
presque insensible à la paroi abdominale.

5° INSUFFLATION DES GAZ IRRITANTS. — L'immobilité absolue
des parois du thorax, pendant l'insufflation des gaz irritants
dans les voies respiratoires, a été considérée comme une épreuve
décisive de la mort. Cette épreuve vicieuse est très-dangereuse ;
la mort pourrait devenir réelle quand elle n'est qu'apparente.

6° RESPIRATION ARTIFICIELLE. — L'insufflation de l'air dans
les poumons, soit bouche à bouche, soit au moyen d'instruments
appropriés à cet usage, combinée avec le jeu artificiel mécanique
des parois du thorax, a rappelé à la vie beaucoup de personnes
en état de mort apparente. C'est tout à la fois un excellent
procédé pour rétablir la respiration et une bonne épreuve pour
constater la mort des organes pulmonaires.

CHAPITRE IX.

DES MAISONS MORTUAIRES.

Les maisons mortuaires ont été instituées pour obtenir le
signe de la mort réelle par l'épreuve de la putréfaction générale
des corps.

Persuadé que la putréfaction était le signe certain et unique
de la mort, Hufeland's fit établir à Weimar un dépôt mortuaire.
Le docteur Weyland décrit cet établissement en ces termes :

« La maison mortuaire de Weimar se trouve bâtie sur le cimetière ; sur la porte est placée l'inscription suivante : *Vitæ dubiæ azylum.* Elle contient une grande chambre avec des tuyaux pour renouveler l'air et un calorifère ; à côté est une chambre pour le gardien, qui n'est séparée de l'autre que par une porte vitrée, pour avoir les morts constamment sous ses yeux ; on y a joint une cuisine, des bains, etc. Pour être plus certain qu'il ne reste plus aux personnes déposées dans cette maison la plus légère trace de vie, on a fait donner aux gardiens une instruction complète des symptômes de l'asphyxie, et, afin qu'ils soient plus attentifs et plus soigneux, on stimule leur zèle par des prix destinés à celui qui, le premier, aura découvert, en un mort, des signes de vie. L'on a pris des arrangements pour qu'un asphyxié ne puisse faire le moindre mouvement sans qu'on s'en aperçoive. Les parties de la locomotion, les mains et les pieds, sont, dans ce but, mis en rapport avec des fils, dont le moindre mouvement se fait entendre par une grande cloche. La maison est réchauffée en hiver et éclairée pendant la nuit. Le transport des corps a lieu ordinairement douze heures après la mort ; on les couche sur un lit de paille, on les couvre avec une couverture de toile, on leur met des dés sur les doigts en les faisant correspondre entre eux par les fils précités qui s'unissent au-dessus de la main en un seul, conduisant à un réveille-matin, de sorte que le moindre mouvement, avec un doigt, produit un bruit extraordinaire. Les morts sont séparés les uns des autres par des paravents. Un médecin, attaché spécialement à ces maisons, est chargé d'examiner les cadavres. Quand il trouve que les symptômes de la putréfaction sont évidents, il l'atteste par écrit dans un livre destiné uniquement à cet usage, et ce n'est qu'alors qu'on a la permission de faire l'enterrement. Lorsqu'on s'aperçoit, au contraire, de quelques signes de vie, le malade est transporté de suite dans une chambre à côté, où l'on essaie tous les moyens énergiques pour ranimer la faible étincelle de vie. Un appareil, expressément arrangé pour procurer ce secours, se trouve toujours en bon état dans cette chambre. » M. Julia Fontenelle, à l'ouvrage duquel nous prenons ce passage, appelle l'attention sur la maison mortuaire de Berlin, également fondée par Hufeland's, sur celle de Mayence, que l'on doit à M. Adkermann, professeur d'anatomie. Munich, Wurzbourg, Ausbourg, etc., possèdent de semblables établissements. La maison mortuaire qui peut servir de modèle a été construite sur le cimetière de Francfort-sur-le-Mein.

Des objections très-graves ont été faites pour s'opposer à la fondation des maisons mortuaires. On a dit : 1° on perd un temps précieux à transporter un malade de son lit au dépôt mortuaire ; 2° cette translation soumet le malade à toutes les intempéries de l'atmosphère, et surtout lui imprime des secousses qui, dans certains cas, peuvent seules occasionner la mort ; 3° aucun soin mercenaire ne peut se comparer aux soins de la famille, des amis, et du médecin du malade. « Ce moyen, ajoute Marc, peut-il être propre à remplir le but qu'on se propose? Nous ne le pensons pas..... En effet, outre les frais considérables qu'exigerait l'érection de ces maisons mortuaires convenablement disposées, combien l'entretien du personnel nécessaire pour la surveillance ne serait-il pas dispendieux !..... Où trouver des hommes qui voudraient se charger de la fonction de surveiller les cadavres, si ce n'est dans cette classe du peuple qui fournit les fossoyeurs, les garçons d'amphithéâtre d'anatomie, etc. ? Or, peut-on supposer chez de pareils individus l'instruction, la sensibilité et le zèle qu'exigeraient le devoir qu'on leur imposerait? Peut-on, surtout, les croire capables d'une attention assez soutenue pour saisir le moindre indice de vie dès qu'il se manifesterait? Et, en admettant même chez eux toutes ces qualités, ne se perdraient-elles pas bientôt par l'extrême rareté des cas où

elles auraient eu un résultat fructueux? Après avoir surveillé
des milliers de cadavres sans en avoir vu revivre un seul, l'attention se lasserait, le zèle s'éteindrait, la sensibilité morale
s'émousserait; et les surveillants, habitués à un repos stérile,
deviendraient des gardiens comme on en voit tant qui s'occupent
plutôt de satisfaire leurs goûts sensuels que de tout autre
soin. »

Dans son projet de règlement sur les décès, Davis dit :
« J'appelle *Necrodoque* (Νεκροδοκειον, de νεκρός, mort, et de
δέκομαι, je reçois), un bâtiment public, où les corps seraient
mis en dépôt, jusqu'à ce que les signes évidents de la putréfaction commençassent à se déclarer. Il serait à propos de le
construire dans le voisinage du cimetière commun. » Le signe
de la mort par la putréfaction a également conduit ce médecin
à l'idée de la fondation des maisons mortuaires.

En France, Thiery (1) et d'autres auteurs avaient déjà songé à
l'établissement de l'asile expérimental de la mort. Cette idée d'hygiène publique fut plusieurs fois reprise et abandonnée dans ces
derniers temps. Témoin éclairé de l'incertitude de la mort, M. Le-
guerh (2) a vivement réclamé la fondation des maisons mortuaires pour s'opposer aux inhumations précipitées, qui trop
souvent viennent affliger les populations. La crainte d'établir
à l'entour de nos cités populeuses des foyers putrides, pestilentiels dans les grandes épidémies, les raisons ci-dessus exposées
au Préfet de police par Marc, organe du conseil de salubrité;
enfin, les immenses dépenses qu'entraînent de semblables édi-
fices, ont jusqu'ici tenu en suspens la décision de l'autorité.
Σπεῦδε βραδέως! est la maxime du sage, et la sagesse des
gouvernements.

Les savants multiplient à l'envi les recherches pour éviter

(1) *La vie de l'homme resp. dans ses derniers moments*, 1785.
(2) *Du danger des inhumat. précip.* Paris, 1837.

les inhumations précipitées. L'épreuve par la putréfaction avancée du cadavre ne trouve pas d'opposition, en tant qu'il s'agit de caractériser la mort réelle : elle sera toujours difficile et dangereuse dans l'application à l'hygiène publique. C'est pourquoi la fondation des maisons mortuaires ne réunit pas les suffrages de tous les auteurs : les uns conseillent de faire une ouverture au cercueil pour observer à volonté le mort à travers un châssis vitré ; les autres veulent établir une toiture transparente au-dessus de la fosse jusqu'à la décomposition putride. Il y en a qui, effrayés par l'image de la mort, conseillent de jeter sur le visage une gaze, une toile légère que l'on soulève de temps en temps pour juger de la réalité de la mort : pratique pernicieuse, parce qu'elle ferme le libre accès à l'air destiné aux voies respiratoires et qu'elle peut déterminer l'asphyxie.

Les anciens laissaient aux morts le visage découvert. Cette coutume sauva des malades en état de mort apparente et que l'on conduisait en terre. Maintenant que nous connaissons le signe certain de la mort, il est inutile de recourir à cet antique usage qui ne serait pas sans inconvénients sur l'esprit de nos populations, quoiqu'il soit conservé dans certaines villes du Midi, et même à Paris, quand la capitale perd les grands dignitaires de l'Église.

IVᵉ PARTIE.

LE SIGNE CERTAIN DE LA MORT

APPLIQUÉ

A LA VÉRIFICATION DE LA MORT.

CHAPITRE X.

MÉTHODE ANALYTIQUE POUR TROUVER LE SIGNE CERTAIN DE LA MORT.

Les forces vitales physiologiques régissent et animent les corps organisés, de même que les forces physiques ou générales gouvernent et meuvent les corps inorganiques. Les premières, rebelles à tout calcul et temporaires, entrent en exercice avec la vie et finissent à la mort ; les secondes, calculables et perpétuelles, entretiennent le mouvement régulier, uniforme et continu dans les grands rouages du monde. Toutes deux, causes premières, inconnues dans leurs essences intimes, deviennent apparentes dans les effets qu'elles produisent ; toutes deux ont une nature différente ; car, si une même et unique force imprimait le mouvement aux mondes inorganiques et organisés, la vie serait perpétuelle aussi bien que la rotation des globes célestes. La différence de nature ou d'essence intime entre les deux forces établit un antagonisme à leur point de jonction dans les corps vivants ; différence qui m'a fait dire : *La vie est la lutte momentanée et supérieure des forces vitales contre les forces physiques.*

Cette lutte, en vertu de laquelle tout être organisé croît, sent et se meut, cesse à la mort, terme final et nécessaire ; et les organismes tombent entièrement dans le domaine des lois physiques. Chercher par quelles voies les forces physiques ou générales établissent leur empire absolu dans les corps organisés, c'est évidemment chercher le signe certain de la mort.

Nous savons que la mort ne frappe pas les êtres animés de la même manière, ni avec le même degré de violence ; tantôt le corps, espèce de machine hydraulique animée, s'use, se détériore, se détruit successivement dans les rouages organiques qui le composent et succombe ; telle est la mort sénile ou naturelle : tantôt il est anéanti et comme foudroyé du même coup ; c'est la mort subite : tantôt, enfin, des altérations pathologiques détruisent la texture des organes, entravent et arrêtent le jeu des fonctions ; c'est la mort accidentelle, la plus fréquente de toutes.

Attaqués par des causes de destruction aussi nombreuses que variées, les organismes animés résistent de toute leur puissance ; ils ne cèdent que progressivement leur feu vital ; jamais ils ne sont foudroyés à un tel point, qu'ils puissent s'anéantir, succomber tout-à-coup, sans trace de réaction dans leur vitalité, et nous assistons à des morts partielles et successives.

Tout être organisé réagit donc contre la cause qui tend à le détruire. Louis prétend que cette réaction physiologique est indispensable à consulter pour trouver le signe certain de l'extinction vitale : réaction active, apparente, sensible à nos sens, tandis que la mort réelle demeure en silence, et que le silence cadavérique ne fournit aucune lumière propre à nous éclairer. Les fonctions animales, qui établissent un commerce réciproque entre le corps et l'âme, et qui ne sont pas en exercice continuel, ne lui paraissent pas nécessaires à l'entretien de la vie : témoins les paralytiques. « Ce ne sera donc pas, dit-il, par l'abolition de ces fonctions que l'on pourra juger si un homme est vivant ou mort. » Les fonctions digestives, génératrices et sécrétoires, quoique plus importantes à l'économie animale, peuvent être suspendues, altérées, sans entraîner immédiatement la mort. L'exercice de ces fonctions suppose l'existence de fonctions d'un ordre supérieur : « c'est le mouvement progressif et circulaire des liqueurs. Dès que ce mouvement cesse tout-à-fait dans un corps, il perd la vie. Le mouvement du cœur, ajoute Louis (1), est donc le principe de la vie ; il est le lien fragile de l'âme et du corps ; c'est ce mouvement qui entretient le feu qui anime toutes nos parties. » Que devient le principe vital chez les innombrables animaux dépourvus de circulation sanguine, privés de cœur et de cerveau ? ils vivent cependant... L'opinion de ce célèbre médecin repose sur une hypothèse, sur de simples vues théoriques. L'expérience physiologique nous a prouvé que le cœur est le centre de la vie végétative, de même que le cerveau est le centre de la vie de relation. Le véritable foyer vital, placé sur les confins des deux vies, animale et végétative, est l'organe pulmonaire.

En cherchant à différencier les sources physiologiques de la vie par des expériences variées et nombreuses sur les ani-

______

(1) Let. IV. p. 118. Il y a une *note* qui a pour objet de faire sentir l'influence d'action du cerveau sur le cœur. Louis ne sait, en définitive, auquel des deux organes il faut donner la préférence pour s'assurer de la vie.

maux vertébrés, j'ai vu conjointement les phénomènes de la mort. La vie et la mort, étudiées dans la série des êtres organisés, apparaissent sous un nouveau jour : c'est là qu'il faut trouver et tracer la formule graphique de l'organisation animée ou morte. Placée à ce point de vue générale, la lumière scientifique rayonne d'un plus vif éclat : le guide est plus sûr ; mais le cercle de la compréhension étant moins limité, moins étroit, devient très-difficile à saisir dans tous ses degrés ; car, plus l'extension augmente, plus la compréhension diminue.

La physiologie expérimentale m'a conduit à découvrir que l'on peut enlever le cœur, les poumons, les intestins, en un mot tous les organes de la vie intérieure ou végétative sans détruire la vie de l'animal vertébré, sans même l'altérer ou la modifier d'une manière sensible et apparente. Réduit aux organes de la vie de relation, l'animal aussi gravement mutilé à l'intérieur, marche, nage, saute, jouit de toute la plénitude de ses facultés sensitives : au plus faible bruit, au moindre toucher, il fuit, il s'esquive, il recherche les lieux amis de son jeune âge. Pourtant il n'est plus complet : c'est un *hemizone* ou la moitié d'un être animé : c'est une vie précaire confiée aux organes de la vie de relation, et qui en impose pour la vie générale. Comment placerez-vous, maintenant, le signe certain de la mort dans le cœur, dans les poumons, dans les intestins, lorsque tous les organes internes étant enlevés à des reptiles et à des poissons, ces animaux vivent, et quelques-uns peuvent vivre dix-sept heures !

Ne croyez pas que les organes de la vie végétative retirés du corps d'un animal vertébré quelconque, exposés à l'air libre, vont se trouver frappés de mort instantanément : ils exécuteront sous vos yeux tout aussi régulièrement que les organes externes, toutefois sans ensemble, sans aucune coordination entre eux, les différents mécanismes en rapport avec leurs fonctions. Le cœur continue à vide le mécanisme de ses battements avec le rhythme accoutumé, et dans ce cas spécial, aucun physiologiste n'a déterminé la cause des contractions *alternatives* des oreillettes et des ventricules : l'intestin est agité de mouvements vermiculaires, péristaltiques ; la matrice, organe de la vie individuelle, se débarrasse du produit de la conception. C'est la vie intérieure et isolée qui fonctionne et dont les stimulants augmentent la durée des fonctions.

L'homme, appartient par sa structure à la classe des vertébrés ; il est constitué par les deux plans généraux d'organisation de vitalité différente, que nous venons d'exposer. La vie générale se décompose chez lui en deux vies isolées, partielles. La mort générale résultera évidemment de l'extinction finale des deux vies et de l'organe d'hématose ou du foyer central.

Considérée de ce nouveau point de vue, jamais la marque certaine de la mort d'un tissu, d'un organe, d'un appareil, et même de tous les appareils constitutifs de l'une des deux vies, végétative ou de relation, ne donnera le signe certain de la mort réelle. La *mort générale exige pour être bien caractérisée un signe général;* c'est la coloration verte abdominale.

CHAPITRE XI.

DU SIGNE DE LA MORT RÉELLE DE L'HOMME
ET DES VERTÉBRÉS SUPÉRIEURS.

C'est le vœu de la nature que le même point de l'organisation des vertébrés donne passage aux premiers éléments de la vie et reçoive l'empreinte des premiers vestiges de la mort. Aucun signe ne présente autant de certitude pour caractériser la mort réelle que la *couleur verte* qui se grave sur le ventre des cadavres ; caractère indélébile de la mort partielle des organes de la vie végétative et des organes de la vie de relation.

Le caractère unique et *localisé* de l'extinction finale des deux vies permettra, en *hygiène publique*, de ne pas attendre la putréfaction avancée des cadavres pour les inhumations.

La coloration verdâtre du ventre, n'est qu'un simple *phénomène* de *teinture*, qui précède la putréfaction ; mais ce n'est pas, ainsi que le veulent les auteurs, la putréfaction elle-même. Dans la fermentation des corps organisés, les tissus ramollis, décomposés, dégagent une odeur putride. Avec la couleur verdâtre du ventre, les téguments abdominaux conservent toutes leurs propriétés de tissu ; ils sont inodores *ou légèrement* fétides. Il y a plus, les viscères renfermés dans la cavité ventrale sont dans un état complet d'intégrité, plus ternes, il est vrai, lorsque la teinte verdâtre est très-prononcée, et que l'odeur de relent se fait sentir, et même quand l'épiderme se sépare du derme ; séparation qui est le premier indice de la putréfaction.

La couleur verdâtre des autres parties du corps n'a plus qu'une valeur secondaire, parce qu'elle n'indique pas la mort générale. Que les membres thoraciques et pelviens soient *verdâtres, bleuâtres*, ramollis, tombés en putréfaction, jamais ils n'offrent le stigmate mortel. Les membres sont des appendices à l'organisation comme à la vie générale ; on peut les retrancher sans détruire l'être animé. Tant que les organes renfermés dans la tête, dans la poitrine et l'abdomen sont en activité, la vie subsiste.

Le fait de la coloration primitive ventrale se trouve inscrit dans les tableaux fidèles des peintres, aussi bien que dans les annales de la science. Le choix de cette région, toujours la première à se colorer, à se décomposer, n'est donc pas un choix arbitraire, lorsqu'il s'agit de marquer le corps organisé du sceau de la mort.

Aucune révolution physiologique, aucune maladie, surtou dans celles qui produisent les morts apparentes, ne colorent jamais uniformément les téguments du ventre en vert. Les taches disséminées ou confluentes, verdâtres ou bleuâtres, qui siégent sur le corps, diffèrent essentiellement, comme j'espère le prouver, de la coloration ventrale cadavérique.

Dans ce grave sujet d'hygiène publique, nous allons examiner : 1° l'époque naturelle de la coloration du ventre des cadavres ; 2° les obstacles de diverses natures qui retardent cette coloration ; 3° la nouvelle épreuve pour éviter d'être enterré vivant ; 4° le diagnostic différentiel de la teinte verte cadavérique avec toutes les colorations accidentelles ; 5° la cause de la couleur verdâtre des téguments ; 6° l'absence du danger des exhalaisons cadavériques jusqu'au moment de la teinte verdâtre.

CHAPITRE XII.

ÉPOQUE NATURELLE DE LA COLORATION VERTE DU VENTRE.

Abandonnés à l'air libre, les cadavres n'éprouvent pas tous, à la même époque, la teinte verte abdominale. La cause de ces variations de teinture est en rapport avec le climat, avec la saison, avec le genre de maladie et la constitution du sujet : il y a aussi plusieurs circonstances accidentelles.

Voici les résultats généraux d'expériences exprimés sous la forme de propositions.

1° Tant que le cadavre conserve sa chaleur naturelle, le ventre ne se colore pas.

2° La coloration verte abdominale coïncide très-souvent avec la rigidité cadavérique.

3° Les parois du ventre restent à l'état normal tant que les muscles sont sensibles aux stimulants galvaniques et électriques.

4° Exposés à un froid — 0°, les cadavres se conservent.

5° Le thermomètre étant à 0°, les cadavres demeurent huit, neuf, et quelquefois douze et quinze jours, sans offrir aucune trace de coloration, et ils exhalent à peine une odeur de relent. Si la température s'élève de 4° à 5° + 0°, et que le dégel arrive, souvent, en quelques heures, l'odeur cadavérique devient piquante, ammoniacale, et le ventre se colore.

6° Un cadavre qui passe de 0° à une température de 20° à 25° + 0°, et qui reste exposé à cette chaleur pendant toute la journée, présente fréquemment, le soir même, la couleur caractéristique.

7° Soumis à une température plus élevée, voici ce qui arrive: 55° à 60° + 0°, vaporisent les parties aqueuses, sèchent la fibrine, coagulent l'albumine, et rendent le corps imputrescible par suite de sa dessication.

8° Que la mort arrive naturellement comme dans l'espèce humaine, ou bien que l'on prive de la vie les vertébrés à sang chaud, au moyen de la strangulation, de l'hémorrhagie, de la submersion, ou par la destruction du cerveau, du cœur, du poumon, de la moelle épinière, toujours la *coloration abdominale* est la *première* à survenir sur les *parties intactes* du cadavre.

9° Le genre de maladie influe d'une manière notable sur le

phénomène de la coloration. Les phlegmasies des viscères abdominaux, les épanchements intrà et extrà-péritonéaux, et particulièrement les collections séro-purulentes qui se forment dans les fièvres puerpérales, déterminent avec une rapidité extrême la coloration ventrale.

10° La teinte verdâtre se prononce plus tôt quand les tissus organiques sont imprégnés de fluides. Rapide à se produire chez l'enfant, elle se ralentit dans l'adulte, et devient très-tardive chez le vieillard.

11° Parmi les constitutions organiques, la sanguine et la lymphatique sont les plus promptes à se colorer. C'est pourquoi les femmes qui, en général, possèdent ces constitutions ont plutôt la couleur verdâtre cadavérique que les hommes.

12° L'influence de l'électricité sur les corps morts est bien connue. La viande, dit le vulgaire, tourne vite et prend l'odeur d'évent par les temps orageux.

Le fœtus mort dans l'utérus présente une exception à la règle générale. Il ne se colore pas en vert au sein des eaux de l'amnios; sa teinte est rougeâtre; les tissus sont ramollis et l'épiderme se sépare facilement du derme qui est d'une mollesse extrême; résultat de cette espèce de macération dans le liquide amniotique; liquide contenu dans la membrane interne de l'œuf.

Quel que soit le milieu dans lequel le corps soit placé, la coloration ventrale arrive toujours la première, à moins qu'une partie du corps ne soit exposée à l'air libre : cette partie sera toujours la première à se colorer par des motifs que nous allons faire connaître.

Lorsque les cadavres sont enterrés, la rigidité cadavérique se dissipe promptement; les tissus se ramollissent et deviennent très-tendres à la cuisson. La coloration du ventre arrive encore la première, comme à l'air libre. Un cadavre exhumé le 1er août 1823, *trente-deux jours* après avoir été enterré, offrit, selon

M. Orfila, le canal intestinal, le foie, la rate, le pancréas, la vessie, en un mot, tous les organes de la vie végétative, dans un état parfait de conservation. La coloration ventrale et déjà la fermentation putride s'étaient emparées des téguments,

Cherchant une pièce d'anatomie pathologique que je croyais enfouie avec les cadavres de la fosse commune, à Bicêtre, je vis, au moment des grandes chaleurs de l'été, que le ventre de plusieurs cadavres s'était coloré en vert. Je fis alors enterrer, à six pieds de profondeur et dans une serpillière, un vieillard, mort la veille, et qui n'offrait aucune altération cadavérique. L'exhumation fut pratiquée huit jours après ; les viscères abdominaux étaient sains, et le ventre s'était coloré en vert très-foncé sans dégager d'odeur très-fétide.

Les lois qui président à la formation de la teinte verte, et plus tard à la putréfaction, ne sont pas bouleversées chez les noyés. La coloration verdâtre primitive qui siége à la partie supérieure du sternum, à la face et au col, n'est pas la marque certaine du séjour des cadavres dans l'eau. Ce phénomène aura lieu toutes les fois que, par sa position, le corps se trouvera placé dans deux milieux de nature différente, dont l'un active plus que l'autre la décomposition putride. Or, de nombreuses expériences nous ont prouvé que les organes en surnatation, et qui sont les premiers soumis à l'action rapide d'altération dans l'air atmosphérique, sont plus vite décomposés que les parties plongées dans l'eau. Que l'on retienne des cadavres fixés au fond d'une cuve, en laissant l'eau stagnante, ou bien en établissant un courant artificiel dans la masse du liquide au moyen d'un *robinet afférent* et d'un *robinet déférent*, la *coloration verdâtre* sera plus prononcée sur *le ventre* que sur les autres parties de la peau. Si par hasard ou a dessein une *partie quelconque* vient *effleurer* la *surface* de *l'eau*, le stigmate mortel s'y imprimera plutôt que sur les organes immergés. Le corps humain, plongé dans l'eau, éprouve primitivement l'action de l'air à la partie supérieure de la poitrine, à la face et au col, lorsque le fleuve, qui le roule dans ses eaux, l'élève à sa surface ou le jette sur ses berges. D'après la structure du corps, les membres inférieurs et le ventre, entraînés par la pesanteur, restent dans l'eau qui les protége. La coloration partielle n'est pas un fait propre à la submersion. J'ai enterré à moitié des cadavres et la couleur verte s'offrait sur ces mêmes parties, col, tête, poitrine, en contact avec l'air. La différence de milieu explique cette différence de coloration.

Les cadavres des noyés se putréfient avec une rapidité extrême lorsqu'ils sont retirés de l'eau ; ils deviennent méconnaissables en quelques heures, par suite du boursoufflement des tissus : état emphysémateux qui arrive principalement lorsque la température est élevée.

Les parois abdominales se colorent toujours les premières, soit que les cadavres se trouvent au milieu des fosses d'aisances, suspendus au-dessus des gaz fétides qui s'en exhalent, soit qu'ils plongent dans tout autre milieu.

La coloration ventrale n'arrive jamais à une époque fixe, déterminée, dans la nature. Les variations les plus grandes sont comprises, à l'air libre, entre quelques heures et dix-huit à vingt jours. Nous allons démontrer que, par une étude des agents physiques naturels, nous pouvons ramener ces extrêmes à une moyenne proportionnelle suffisante pour constater régulièrement les décès, et, par conséquent, pour éviter les enterrements prématurés.

CHAPITRE XIII.

OBSTACLES DE DIVERSES NATURES QUI RETARDENT LA COLORATION DU VENTRE.

Connaître les causes naturelles ou accidentelles qui retardent la production de la couleur verte du ventre et les éloigner, c'est indirectement accélérer le développement du signe caractéristique de la mort.

Art. XLIX. — CAUSES NATURELLES DE RETARD A LA COLORATION VERDATRE.

Elles ont toutes pour résultat commun de prolonger la température naturelle du corps. Tant que la chaleur vitale subsiste, il ne s'opère que de faibles changements dans l'aspect physique du cadavre ; des vergetures, des sugillations, effets d'hypérémie hypostatique surviennent aux parties les plus déclives du corps. La peau entière prend une lividité insolite : elle est jaunâtre comme de la cire, plombée, toujours terne.

La cause ordinaire de cette prolongation du calorique vital se trouve dans la surexcitation qui survient dans plusieurs maladies. Les phlegmasies aiguës, quelques maladies spécifiques, typhoïdes, l'apoplexie et l'asphyxie sont des obstacles naturels à l'abaissement de la température, de sorte qu'il est très-fréquent de voir la chaleur du corps se prolonger au delà de ses limites ordinaires dans les cadavres. L'obésité ou la polysarcie s'oppose également au refroidissement rapide des organismes.

Le genre de mort sera pris en considération. En principe général, établissons que la chaleur vitale se perd lentement dans la mort accidentelle, parce que la mort frappe le centre avant les extrémités : que la perte du calorique est rapide dans la mort naturelle, parce que la vie s'éteint de la périphérie au centre. « Dans la mort sénile, à peine le dernier soupir est-il exhalé que déjà le cadavre est froid. » (Adelon.)

Le refroidissement rapide de la peau dans la décrépitude et dans certaines maladies chroniques qui produisent le marasme, n'est pas, comme on pourrait le croire, une cause favorable à la coloration verdâtre des téguments abdominaux. Privée de son humidité naturelle, la peau, déjà sèche, devient parcheminée et reste très-longtemps rebelle aux forces altérantes et dissolvantes de la nature.

Art. L. — CAUSES ACCIDENTELLES DE RETARD A LA COLORATION ABDOMINALE.

Les cadavres immergés dans l'eau se colorent moins vite que ceux exposés à l'air libre : circonstance qui avait fait croire à Paracelse que l'eau arrêtait la putréfaction.

L'eau congelée fait plus que de retarder la coloration : elle s'oppose à son développement et protége les organes contre les agents de leur destruction. Dans les mers glaciales, on a retrouvé, dans un état de conservation parfaite, des mastodontes, animaux antédiluviens (G. Cuvier). La conservation des cadavres gelés semble tenir à la coagulation permanente des fluides.

L'influence des basses températures a suggéré aux peuples des applications utiles pour la conservation des cadavres. Le Groënlandais expose simplement le corps à la gelée violente de son climat. S'il ne forme pas ainsi des statues colossales,

selon l'expression ironique de Bruhier, du moins, il nous montre
ce fait important que les cadavres, par le froid, bravent impu-
nément l'action destructive du temps. Au mont Saint-Bernard,
il y a une chapelle mortuaire où les religieux ont coutume de
placer les infortunés ensevelis sous les avalanches de neige et
morts de froid. Les Lapons et quelques factoreries danoises
conservent par le froid le corps des animaux destinés à leur
nourriture.

Dans le but d'arrêter la putréfaction, il m'est arrivé souvent,
en hiver, lorsque j'avais un grand nombre de cadavres à soumettre à des préparations anatomiques, de les exposer au froid
et même de les couvrir de neige : quelques-uns sont restés un
mois sans éprouver d'altération organique.

Les effets de la congélation sont presque incroyables dans
les animaux à sang froid. Spallanzani a dit au docteur Tourdes
avoir conservé très-longtemps plusieurs grenouilles au milieu
d'un tas de neige : elles étaient demeurées sèches, raides ,
presque glacées, et n'avaient aucune espèce d'apparence de
mouvement et de sensibilité. Il suffit cependant de les exposer
à une chaleur graduelle et modérée pour les rappeler à la vie,
ou plutôt pour faire cesser l'état léthargique dans lequel elles
étaient plongées.

Le hasard a fourni une observation à peu près semblable
au célèbre Volta. Des grenouilles qu'il avait oubliées dans
un bocal dont l'eau se congela, donnèrent, plusieurs fois
de suite, malgré les altérations des organes, et sans aucun
degré de chaleur artificielle, des signes assez forts de galvanicité.

J'ai observé que, *dans les animaux vertébrés improprement
nommés à sang froid, la putréfaction marche du centre vers
la circonférence, tandis que, dans les vertébrés à sang chaud,
elle va de la périphérie vers le centre.* Cette loi est fort impor-

tante, parce qu'elle prouve que, pour notre espèce, il n'y a pas de danger à conserver le cadavre jusqu'à la coloration ventrale.

L'eau bouillante, de même que la congélation et le froid, jouit de la propriété de susprendre et même d'arrêter la décomposition rapide des tissus organiques. J'ai conservé intact dix-sept jours un cadavre de fœtus que j'avais fait bouillir pendant une demi-heure.

L'action des vents sur les cadavres n'est pas sans importance: elle retarde la coloration verdâtre et la putréfaction. On a trouvé des corps desséchés, transformés en momies par le seul effet d'une haute température combinée avec des vents secs et chauds. Parent Duchatelet a démontré que la ventilation régulière, dans nos amphithéâtres, retarde la putréfaction des tissus organiques, seulement lorsque le courant d'air est sec et froid.

Les corps morts soustraits à l'influence de l'air atmosphérique et à l'humidité et qui reposent dans une terre chaude et sablonneuse, deviennent imputrescibles. Au Muséum, il y a trois momies de Péruviens qui sont parfaitement conservées, et qui ont été exhumées des sables brûlants de l'Amérique méridionale. L'attitude de ces momies a nécessité l'emploi de la force musculaire : ce n'est pas la position détérminée par les tissus flasques, mous, cadavériques ; elle servira de nouvelle preuve historique pour démontrer que des aborigènes sont descendus tout vivants dans la terre à l'époque de la conquête du Pérou par le cruel Pizarre, pour échapper aux supplices horribles auxquels furent soumis les habitants de ces riches contrées. L'épisode de la mort des Incas, rois péruviens, n'est pas un des moins touchants dans les grands événements de la conquête du Nouveau-Monde.

Le climat, le milieu ambiant, la température, la direction des vents et la nature du sol ont évidemment une influence marquée sur l'accélération ou bien sur le retard de la coloration des tissus et sur la décomposition putride.

Art. LI. — OBSTACLES ARTIFICIELS OPPOSÉS AU DÉVELOPPEMENT DE LA COLORATION ABDOMINALE.

Il me reste à signaler les obstacles que l'industrie de l'homme oppose au developpement de la coloration verdâtre et surtout à la putréfaction. Les substances employées sont liquides, solides et gazeuses ; la plupart d'entre elles servent aux embaumements. Les premières sont le chlore et les chlorures, l'acide azoteux, l'acide pyroligneux, l'acide carbonique, l'hydrogène sec ou saturé d'humidité qui, en augmentant la cohésion de la chair, retarde la fonte putride des cadavres. Parmi les liquides, il faut ranger le vinaigre et les acides qui altèrent les tissus en se combinant avec eux, l'alcool, précieux agent de conservation des pièces d'anatomie, les sels métalliques solubles, tels que les divers sels d'arsenic, le sous-acétate d'alumine, les trois sels nommés aluns, le bichlorure de mercure qui, parfois, colore le derme en plaques noirâtres, le chlorure de zinc et le sulfite de soude, que l'on peut mettre en usage dans les amphithéâtres de dissection pour retarder la putréfaction des cadavres ; putréfaction qu'ils arrêtent tout-à-fait quand les tissus sont élevés à un certain degré de saturation ; un grand nombre de sulfites et d'hyposulfites qui, en altérant l'oxygène, empêchent la désorganisation de la trame organique : le bitume, le pétrole, les vernis, les huiles essentielles, etc., concourent aux mêmes résultats. Parmi les substances solides, nous trouvons les poudres aromatiques, la cire, le miel, le sel, le blanc de céruse, le musc, le camphre, le tan, le charbon, les plantes balsamiques, les résines de même nature ou gommes odorantes, etc. Au moyen de la méthode d'Appert et à l'aide du procédé galvanoplastique de Ruoltz, on soustrait les tissus organiques aux influences dissolvantes de l'air atmosphérique, et les tissus organiques dont ils se composent n'entrent pas en putréfaction. Nous ignorons entièrement l'art de faire des momies à l'instar des Égyptiens ; le natron ou la soude carbonatée était mise en usage et en grande quantité dans l'art des embaumements ; la nature du sol et le climat concouraient puissamment à la conservation des corps embaumés. Les momies, privées d'humidité et soumises à l'action des vents secs et chauds de l'Égypte, s'y conservent bien : elles tombent en déliquium, en véritable terreau, après douze ou quinze ans de séjour sur le sol humide de la France.

Quel que soit l'agent de conservation employé, il y a un de ces trois effets produits sur le cadavre ; ou bien il forme avec les tissus des composés chimiques imputrescibles ; ou bien il absorbe et dégage l'humidité naturelle des substances organiques, ou, enfin, il les soustrait complétement à l'influence désorganisatrice de l'air atmosphérique.

« Une nombreuse série d'expériences à fait connaître à M. Rolin (1) que les composés volatils artificiels formés, soit uniquement, soit essentiellement, de carbone et d'hydrogène, constituent une classe spéciale d'agents qui, paralysant l'action de l'oxygène humide, conservent les substances animales, malgré la présence de ce gaz. Dans cette catégorie se placent l'éther sulfurique, le chloroforme, le naphte, l'huile de houille, brute ou rectifiée, l'huile de schiste, l'éther acétique, la benzine, la naphtaline, l'huile d'esprit de bois, l'essence de caoutchouc, l'essence de pomme de terre, l'essence d'amandes amères, enfin l'éther iodhydrique. Les matières animales plongées dans ces substances liquides n'y éprouvent aucune altération putride. Les

____

(1) *Recher. sur les subst. désinfect. et sur la conservation des matières animales.* Séance Académique du 15 novembre 1850. — V. *Union Méd.* du 30 novembre.

vapeurs de ces mêmes substances jouissent également de propriétés antiputrides énergiques. »

Guidé par l'analogie, M. Rolin a découvert un second ordre de substances, qui ont également la propriété antiputride : tels sont les composés binaires de carbone, et d'un métalloïde autre que l'hydrogène. Il a constaté que le sulfure de carbone, le protochlorure de carbone, l'azoture de carbone, la liqueur des Hollandais et l'acide cyanhydrique, de même que le carbure d'hydrogène, étaient de puissants conservateurs des matières animales. Ces recherches n'ont pas encore été vérifiées

----

CHAPITRE XIV.

NOUVELLE ÉPREUVE POUR ÉVITER D'ÊTRE ENTERRÉ VIVANT.

Les obstacles *artificiels* étant éloignés, vous triompherez facilement des *causes naturelles* et *accidentelles* de retard à la coloration ventrale par l'action combinée des agents physiques.

La température de la chambre mortuaire sera de 20° à 25° + 0. En hiver, il suffit d'allumer du feu pour obtenir le degré de chaleur que l'on rencontre naturellement en été.

L'humidité, une des causes nécessaires à la coloration verdâtre, s'obtient en répandant des vapeurs d'eau dans l'atmosphère.

La peau desséchée des vieillards oblige à recourir à ce moyen, qui n'est plus aussi indispensable chez les adultes et chez les enfants, dont les tissus sont gorgés de fluides suffisants à la coloration.

Mais l'humidité en trop grande abondance retarde au lieu de hâter le phénomène cadavérique. On juge vite cette saturation extrême de l'air par les gouttelettes de rosée qui se déposent sur les corps froids.

L'air, étant ainsi chaud et humide, compose une atmosphère favorable au développement rapide, accéléré, de la coloration verdâtre. La chambre mortuaire se trouve ainsi changée en une *véritable étuve*, à température graduée, à humidité graduée, à air atmosphérique calculé. Or, aucun gaz, aucun milieu, selon Hildenbrant, n'est plus favorable à la corruption des viandes que le mélange d'azote et d'oxygène dans les proportions de l'air atmosphérique.

La lumière et l'électricité sont deux puissants auxiliaires qui favorisent la décomposition des cadavres. Gallien a, le premier, observé l'action désorganisatrice du fluide lumineux sur les viandes, action qui n'est, je crois, produite que par les rayons calorifiques et chimiques, et non par les rayons lumineux. Que l'on décompose la lumière en produisant le spectre solaire, suivant la méthode de Newton, on verra que la matière animale, placée au milieu du spectre, s'altère, au delà des rayons violet et rouge plus vite qu'aux points lumineux des rayons indigo, bleu, vert, jaune et orangé. Cependant, j'ai bien souvent constaté, dans mes études sur les macérations des tissus, que la décomposition organique marchait très-rapidement dans l'obscurité.

Le cadavre doit être froid pour donner prise aux agents physiques. On le place sur une planche, le ventre à nu ; et, au bout de vingt-quatre heures, on combat la chaleur vitale par le refroidissement artificiel, au moyen de compresses d'eau appliquées sur le corps. On n'aura guère recours à ce moyen de réfrigération que dans l'asphyxie par le charbon ; car le froid cadavérique s'annonce ordinairement de la quinzième à la vingtième heure. Ainsi refroidi et placé au milieu de *l'atmosphère de l'étuve*, le cadavre aura le ventre coloré au plus tard à la fin du troisième jour.

CHAPITRE XV.

CAUSE DE LA COLORATION VERTE.

La chaleur, l'humidité et l'air atmosphérique, agents physiques naturels, sont les trois éléments indispensables à la production de la coloration verte ou brune des tissus organiques. Tout cadavre soustrait à cette triple influence n'entre plus en fermentation putride. M. Gay-Lussac a démontré par des expériences précises, que la putréfaction, même à son début, s'arrêtait dans le vide ou ne s'y développait pas. Il ne faut qu'une bulle d'air pour donner lieu au phénomène de la putréfaction dans les vases clos, où l'on a fait le vide. Quand une substance organique a subi l'action altérante des éléments physiques, et que la putréfaction s'en est emparée, la désorganisation de cette substance continue, qu'elle soit enfouie dans la terre, plongée dans l'eau ou dans tout autre milieu à l'abri du contact de l'air atmosphérique.

Les globules colorés qui donnent une teinte verte cadavérique spéciale sont-ils des globules organiques qui se métamorphosent dans leur couleur, ou bien des productions hétérogènes et de nouvelle formation? La putréfaction s'accompagnant toujours de la formation d'infusoires et de moisissures, a fait imaginer à Cagnard-Latour qu'elle était occasionnée par des corps organiques nouveaux qui naissent, croissent et se développent aux dépens des substances organisées en voie de fermentation putride. MM. Schultze et Schwann ont institué des expériences pour venir à l'appui de cette vue théorique. Ces physiologistes ayant fait passer un courant d'air atmosphérique à travers une solution de potasse, ou bien à travers un acide, ou, enfin, à travers une flamme ardente, l'air est devenu impuissant à développer le phénomène de la fermentation putride. Il en fut de même, quand, au début de la putréfaction, ils plongeaient les tissus dans l'eau bouillante. L'obstacle opposé à la production du phénomène cadavérique n'était que momentané, qu'un simple temps d'arrêt facile à détruire : en livrant accès à l'air atmosphérique naturel, la putréfaction prenait aussitôt son essor. Dans ces expériences, l'oxygène de l'air n'est ni altéré, ni détruit, et il semble à Schwann que l'air pour décomposer les substances organiques doive renfermer des éléments inconnus, nouveaux, également de nature organique. Remarquez bien que les auteurs Allemands ont privé l'air de son humidité : or, je crois avoir suffisamment établi que ces deux éléments, *air* et *humidité*, avaient encore besoin d'un certain *degré de calorique* pour constituer les bases de la fermentation putride.

Cependant, on ne saurait nier le rôle actif des infusoires dans les liquides où l'on trouve des substances putréfiées ; la présence de ces animalcules est constante ; ce qui semble prouver leur importance. Les antiseptiques, dans l'art des embaumements, n'ont pas d'autre but que de tuer ou de s'opposer au développement de ces nouvelles générations, considérées par quelques auteurs comme des générations spontanées. Selon les uns, il y a dans l'air atmosphérique des *molécules organiques* libres, disséminées, qui prennent vie dans certaines conditions préétablies ; suivant les autres, les *œufs* des infusoires sont simplement déposés au sein des matières qui se putréfient, pour mieux éclore dans ces conditions nouvelles qui leur sont favorables. En résumé, 1º la putréfaction s'accompagne toujours de la production des infusoires : 2º l'air sec et purifié, étant seul mis en usage, est incapable d'établir la fermentation putride.

La nature intime des globules colorés verts, olivâtres ou bruns est encore inconnue. Quelle est la cause de cette teinture des tissus cadavériques? Est-ce une moisissure? Est-elle le résultat du dépôt des infusoires? Il a paru rationnel d'attribuer cette coloration à de nouvelles combinaisons chimiques.

Dans quelques macérations de la peau des différentes races humaines conduites avec précaution jusqu'au développement de la teinte verdâtre ou brunâtre, j'ai recueilli au fond du vase qui renfermait chaque pièce anatomique soumise à l'expérience, de petites masses de globules colorés, verts, olivâtres, bruns, rouges, jaune-orangés. Le pigmentum jouait, sans doute, le principal rôle dans la coloration de ces globules libres, isolés, et que je me propose de soumettre plus tard à l'analyse chimique.

Examinés au microscope, les globules verts étant une matière complexe, analogue à la trame cellulaire des moisissures et des champignons, feraient croire que la coloration verdâtre des cadavres serait le résultat d'une production nouvelle organique, hétérogène. La théorie de la couleur verte des cadavres par la présence des infusoires développés dans les tissus prend également un point d'appui dans certains faits observés. On sait que l'eau de puits, exposée au soleil dans des vases ouverts et à l'air libre, produit la matière verte de Priestley. Selon R. Wagner, la matière verte est fournie par des cadavres d'animalcules verts. La chlorophylle, rangée à tort dans les principes immédiats végétaux (Orfila), produirait-elle la couleur verte? Il n'y a rien de précis sur la cause de la coloration verte des tissus.

Placés dans l'oxygène, la peau et les autres systèmes organiques se colorent en vert avec une grande rapidité, et la décomposition putride ne tarde pas à se manifester. Les gaz azote, hydrogène, chlorure d'azote, etc., protégent les organes contre les agents de destruction ; ils s'opposent, ainsi que je l'ai établi plus haut, à la fermentation putride.

Le siége de la coloration verte de la peau est sous-épidermique ; l'épiderme et les productions épidermoïdes ne se colorent pas encore. Il résulte de ce fait important, que les lavages répétés ne diminuent pas l'intensité de la couleur verte de la peau des cadavres. Les teintures artificielles, excepté le tatouage, sont toutes sus-épidermiques ; elles diminuent et disparaissent même sous l'influence des eaux acides et alcalines avec lesquelles on frotte la surface du corps ; elles colorent l'eau des lévigations.

XLIIe Observation. — Un teinturier fut conduit à l'hôpital Cochin, présentant tous les signes apparents d'une attaque de choléra : vomissements continuels, déjections alvines fréquentes, soif ardente, cardialgie, froid aux extrémités, douleurs dans les membres, pouls très-faible et facilement dépressible, respiration difficile, rare, etc. ; de plus, *coloration bleuâtre* et *comme cyanique* de la peau des membres. Ce ne fut que plusieurs heures après l'entrée de ce malade que nous reconnûmes la coloration artificielle des extrémités, l'erreur du diagnostic et l'empoisonnement par l'indigo ; la guérison fut rapidement obtenue.

A quelle profondeur la couleur verdâtre pénètre-t-elle les tissus ? La paroi abdominale antérieure se compose de plans musculo-membraneux qui se colorent au début de dehors en dedans jusqu'au péritoine. Lorsque la coloration est très-intense, les viscères contenus dans le ventre sont intacts, quoique ternes : il se dégage une odeur légère de relent qui n'est pas encore putride, délétère. L'empreinte de la mort est très-marquée ; il n'y a aucun danger pour les vivants à attendre la production de ce

phénomène cadavérique, même quand l'épiderme roule sous
le doigt : premier indice de la putréfaction.

CHAPITRE XVI.

DIAGNOSTIC DIFFÉRENTIEL,

DE LA COULEUR VERTE DES CADAVRES AVEC LES COLORATIONS ACCIDENTELLES.

La mort générale se traduit par une coloration cadavérique
spéciale, verdâtre, étendue uniformément sur la peau du
ventre, et pénétrant peu à peu les tissus tégumentaires sous-
jacents de la paroi abdominale antérieure. L'épiderme ou cuticule
ne se colore pas ; il se sépare du derme coloré aussitôt que la
putréfaction s'établit et qu'il y a développement de gaz putrides.

Aucune coloration artificielle ou maladive ne présente un
pareil phénomène de teinture uniforme, plus ou moins verdâtre
de l'abdomen. Dans les maladies, les couleurs, diversement
distribuées sur le corps, affectent des formes ou des figures
auxquelles sont applicables certains termes d'histoire naturelle.
Appelons *lignes, lineœ,* les couleurs étendues longitudinale-
ment, suivant la direction des vaisseaux sanguins ; *zones,
fasciœ,* quand les lignes suivent une direction horizontale ;
taches, maculœ, ce terme générique comprend les taches colorées disséminées à la surface du corps et qui, tantôt sont comme

des *gouttes, guttæ,* tantôt comme des *points, puncta,* ronds, ovales, elliptiques, etc.

Les taches *verdâtres, violettes, bleuâtres,* répandues çà et là sur le corps et presque toujours sur la peau des membres, du col, de la tête et du thorax, taches souvent élevées et pustuleuses et quelquefois déprimées, dont le médecin suit le développement, la marche, l'étendue graduelle et la confluence dans les dermatoses simples ou compliquées, ne sauraient être un seul instant confondues avec une couleur uniforme, limitée d'abord à toute la paroi ventrale antérieure.

Consultons les écrits de la science. Haller et Fodéré ont vu des *taches livides* sur le corps des agonisants. Dans la fièvre jaune, *vomito prieto,* des Espagnols « la peau, dit un auteur, contracte une pâleur livide et se couvre par places de *taches pourprées* qui l'obscurcissent. » Il se développe des colorations, sous forme de taches *brunes,* larges, nombreuses : il y a souvent jaunisse ou ictère. M. Rostan termine le sombre tableau des altérations extérieures, cutanées, que produit sur l'économie animale un chyle de mauvaise qualité, base d'un sang pauvre et peu réparateur. « La peau devient *pâle* et *jaune*..... ; plus tard, des pétéchies, des ecchymoses violettes, *bleuâtres, verdâtres,* couvrent la surface du corps. » Le scorbut, suivant Broussais, a pour cause un vice de nutrition qui détermine la mauvaise composition du sang ; il présente des signes caractéristiques que Sanson et M. Roche ont décrit en ces termes : « La peau se couvre de petites taches irrégulièrement arrondies, d'abord de la grandeur d'une lentille, et gagnant chaque jour de l'étendue, de couleur d'un brun jaunâtre dans le commencement, et devenant de plus en plus foncées, au point d'être successivement *bleuâtres, pourpres, noires, puis livides.* » Sauvages peint aussi l'*Ecchymosa scorbuticum,* par des vibex ou lentilles noirâtres, livides, et de grandes taches ombrées et livides qui siégent aux cuisses, aux jambes et à la région dorsale. Dans l'hémacélinose, les taches à la peau ressemblent primitivement à des piqûres de puce (pétéchies); elles s'élargissent sous forme de sugillations et deviennent *pourprées, bleuâtres* ou *livides,* puis, elles s'effacent, à la manière des contusions, en passant par les couleurs brunes, jaunes verdâtres, et jaunes. Dans le choléra, le Dr J. Annesley et tous les médecins témoins de ce genre d'épidémie, ont signalé la période algide et la teinte bleuâtre cyanique aux extrémités. Les veines sillonnent la peau des cholériques sous forme de raies ou lignes bleuâtres; on observe encore les taches violettes, indiquées par Achard. Dans la peste, indépendamment de l'antrax ou du charbon pestilentiel, il se développe des pétéchies, espèces de *taches rouges, noirâtres, isolées* ou *confluentes,* et qui ont pour siége le col, la poitrine et les membres inférieurs. Dans le typhus, les *pétéchies* s'accompagnent quelquefois d'un exanthème pourpré, marbré. Le *mal mort, malum mortuum* ou spiloplaxie vulgaire, communique, selon Hensler, aux différentes parties du corps une couleur morte, sous forme de *taches violettes, obscures*, remplacées par des pustules d'un brun rougeâtre, noirâtre, plombé. Buckhaave, au rapport d'Alibert, donna des soins à une femme grasse, pâle, valétudinaire, **qui,** après une suppression de diarrhée, de vomissements et de pissements de sang, eut tout le corps couvert de *taches violacées* : c'était une péliose hémorrhagique. Une large tache livide siégeait à l'angle externe de l'œil gauche. Les taches iivides sont très-fréquentes pendant la vie : l'*ecchymosa vibex* de Sauvages accompagne quelquefois la petite vérole, et presque toujours les fièvres putrides malignes ou les affections typhoïdes.

Les effets de la péliose par contusion, désignés sous les noms de meurtrissures, de contusions, de sugillations, d'ecchymoses, ont une marque trop connue du vulgaire, pour en imposer avec

la teinte verdâtre, qui se fixe sur l'abdomen des cadavres. L'ec-
chymose ou la sortie du sang des vaisseaux, est connue sous
le nom de *sang mort* par Is. Joubert : le sang a perdu, dit-il,
« *sa naïfive et vive couleur*; ce qui lui advient bientôt après
qu'il est hors des veines. » Ranchin prétend à tort qu'il faut
attendre, pour caractériser la mort, la putréfaction jusqu'à la
teinte livide, noirâtre ; teinte qui est commune à la péliose par
contusion et aux phénomènes cadavériques.

La coloration générale de la peau, dans quelques maladies,
intéresse plus que les taches colorées, partielles, isolées, souvent confluentes, qu'il était nécessaire de rappeler ou de
faire connaître. Dans le choléra, la peau se couvre d'une lividité générale ; dans l'asphyxie par le charbon et par la foudre,
elle prend une teinte rosée, uniforme, avec sugillations cadavériques ; elle devient d'un jaune d'ivoire dans la chlorose ;
enfin, elle offre l'aspect d'une teinte plombée chez les gens qui
travaillent le tabac, d'après la juste remarque de **M. Mêlier.**
Aucune de ces colorations générales ne peut être confondue
avec la couleur verte abdominale.

Durant les asphyxies produites artificiellement par le gaz
hydrogène, la peau se colore en bleu (1). Dans la cyanose,
le corps est très-souvent bleuâtre : cette couleur bleue générale
qui devient brunâtre, livide, à la mort, ne sera jamais confondue
avec le stigmate verdâtre cadavérique. Chaussier dit : « le plus
ordinairement la teinte de la peau est brunâtre, violacée
et même bleuâtre, ce qui a engagé à appeler cette affection,
maladie bleue, cyanie, cyanopathie ou *cyanose,* et même
ictère bleue. » Quelle est la cause de cette coloration livide ou

_____

(1) Th. Bar..., chimiste distingué, voulant prouver que l'hydrogène ne produit pas vite l'asphyxie, respira une quantité notable
de ce gaz. Une aphonie subite, des vertiges, des palpitations furent les
seuls symptômes observés. La peau ne changea pas de couleur.

bleuâtre de la peau ? Selon Chaussier, la lividité est une coloration qui appartient à un grand nombre de maladies ; et celle-ci résulte de la débilitation de la circulation, de l'engorgement et de la stase du sang dans les réseaux capillaires. La cyanose est généralement attribuée au mélange du sang noir avec le sang rouge, surtout par la persistance du trou de Botal. Cependant ce vide interauriculaire cardiaque est fermé chez les adultes et les vieillards, d'où provient la coloration ? La lividité de la peau, est un épiphénomène très-fréquent du choléra, et on la trouve vers les extrémités des cholériques, où elle est bleuâtre et très-marquée. M. Orthon a-t-il bien vu la coloration bleuâtre se répandre à toute la surface du corps ? Cherchons à expliquer le phénomène de teinture. Le sang contient du fer et tous les matériaux propres à former de l'acide cyanhydrique : en vertu d'une réaction chimique spéciale ne pourrait-il pas se faire du cyanhydrate de fer qui donnerait la coloration bleuâtre, cyanique ? Dans les races humaines colorées, la teinte verdâtre abdominale arrive toujours la première et caractérise la mort. On attend que l'épiderme roule sous le doigt et se sépare du derme : le voile pigmental tombe et la coloration verte paraît.

La panne mœlanée (*pannus mœlanœus*) *taches de mort*, se rattache à l'histoire des races colorées, depuis que M. Chomel a prouvé que le siége de cette coloration noire, se trouve entre le derme et l'épiderme, comme dans la race Éthiopienne·

En résumé, la couleur verte cadavérique, limitée au ventre, a un cachet spécial, caractéristique, impossible à confondre avec les colorations accidentelles. Rayons d'un seul trait toutes les taches colorées, confluentes ou isolées : la cyanose et les races colorées resteront seules. Or, la peau dans la cyanose, à la mort, est d'une lividité générale, très-foncée, et le ventre prend la couleur verte : couleur très-apparente aussi dans les races colorées quand on fait glisser l'épiderme sous le doigt.

CHAPITRE XVII.

LE CADAVRE, JUSQU'AU MOMENT DE LA COLORATION VERTE, N'OFFRE AUCUN DANGER.

Les préjugés d'un peuple ne sont jamais plus difficiles à détruire que lorsque ces mêmes préjugés ont acquis, par l'habitude et par l'ancienneté, la sanction générale, ou sont inscrits dans ses lois. Malgré les inhumations précipitées dans les morts apparentes, accidents formidables révélés chaque année, soit dans les feuilles quotidiennes, soit dans les ouvrages scientifiques, notre législation fixe toujours à la vingt-quatrième heure le moment de la séparation entre le mort et les vivants.

Sachons bien que l'heure, œuvre de l'homme pour mesurer le temps, ne sera jamais la mesure exacte du terme de notre existence. La couleur verte abdominale, œuvre de la nature, marquera toujours avec certitude la cessation de la vie.

Aucun danger ne peut arriver aux vivants, même lorsque la teinte verdâtre du ventre s'accompagne du décollement de l'épiderme. On lira avec intérêt dans la *Nosologie de Sauvages*, à l'article *Puanteurs* (*dysodia*), le nombre et l'action sur l'économie des vapeurs naturelles fétides qui s'exhalent du corps humain pendant la vie. L'intensité de l'odeur cadavérique produirait des effets funestes, si l'on attendait la putréfaction avancée.

L'odeur de relent ou de cadavre, quand elle arrive au moment de la coloration verte de l'abdomen, n'est jamais assez prononcée à cette époque, encore accélérée par les agents physiques combinés avec art, pour produire des accidents. Il y a des vivants qui ont une odeur infecte, et des morts qui ne sentent absolument rien. Certaines industries développent des gaz d'une fétidité repoussante, et ces gaz ne font pas mourir. Les médecins, et surtout les anatomistes, ne sont-ils pas la preuve vivante que l'empressement à faire enterrer les corps inanimés est aussi funeste que mal fondé?

CONCLUSION.

La couleur verdâtre du ventre est le signe certain de la mort de l'homme et des vertébrés supérieurs.

L'époque de cette coloration est très-variable dans la nature; elle arrive dans l'espace de trois jours, au plus, quand elle est accélérée par les agents physiques.

Le ventre est le siége d'élection choisi par la nature pour y graver le stygmate mortel.

Les morts apparentes ne peuvent plus être confondues avec la mort réelle, le *ventre* seul ne se colorant jamais uniformément en vert dans aucune d'elles.

Cette coloration, provoquée avec art, fera éviter sûrement les inhumations précipitées.

L'hygiène publique n'a rien à redouter de la présence du cadavre jusqu'à l'époque de l'apparition du signe certain de la mort réelle.

LOIS ET COUTUMES FUNÉRAIRES

DES PEUPLES.

CHAPITRE XVIII.

DES COUTUMES FUNÉRAIRES.

L'intérêt puissant et naturel que nous attachons à la dépouille mortelle de l'homme, n'a pas été compris partout de la même manière : la religion, les lois, les coutumes, et plus souvent le climat, ont décidé du sort des cadavres.

Les peuples voisins des grandes masses d'eau engloutirent les corps morts dans les flots, sans aucune prévoyance des phénomènes putrides. Les cadavres furent jetés dans les lacs et les étangs à Colchos. On les plongea dans les marais, en Assyrie. Ils furent abandonnés aux vagues de la mer par les Éthiopiens, par les Ichtyophages, de même que par les habitants de Chio ; ceux-ci, profitant d'une ressource naturelle pour se défaire de leurs morts ; ceux-là, guidés par une vue d'économie politique, voulaient rendre aux poissons la nourriture qu'ils en avaient reçue.

Les Hyperboréens, bravant la mort, se précipitèrent d'eux-mêmes dans l'abîme des mers. Leucate, rocher célèbre, fatal aux nautonniers, devint plus fatal encore aux amours malheureuses : de son sommet, combien il y en eut que l'on vit s'élancer, plonger et disparaître pour toujours dans les profondeurs de l'onde amère. Le *Saut des Amants*, nom qui lui fut donné, compte Arthémise et Sapho parmi ses victimes les plus célèbres.

Dans l'antiquité païenne, on se fit gloire de se débarrasser du fardeau de la vie. Les stoïciens osèrent même ériger en dogme cette odieuse morale. Entraînés, égarés par une philosophie aussi erronée que lâche, les Romains rendirent le fameux décret : *Mori licet cui vivère non placet*, comme si le soldat, dit Pythagore, pouvait abandonner, sans l'ordre du général, le poste de la vie qu'il est chargé de garder, de conserver et de défendre. Platon a établi en principe que nous ne devons pas quitter le poste où les dieux nous ont mis. Ὡς ἔν τινι φρουρᾷ ἐσμεν οἱ ἄνθρωποι, καὶ οὐ δεῖ δὴ ἑαυτὸν ἐκ ταύτης λύειν, οὐδ' ἀποδιδράσκειν. (Apol. Socrat.)

Le christianisme qui est le flambeau du monde moral par ses maximes douces et divines, a rappelé les esprits de ses égarements funestes ; égarements signalés et combattus par des hommes de cœur et de génie : il a fait de l'homicide le crime le plus odieux. « Tu veux cesser de vivre, dit l'éloquent Rousseau, mais je voudrais bien savoir si tu as commencé..... Chaque fois que tu seras tenté de sortir de la vie, dis en toi-même : *Que je fasse encore une bonne action avant de mourir*..... Si cette considération te retient aujourd'hui, elle te retiendra demain, après-demain, toute ta vie. Si elle ne te retient pas, meurs, tu n'es qu'un méchant. »

Les infortunés qui se précipitaient dans les flots et les

cadavres immergés, selon la coutume, se trouvant battus par les vagues, venaient échouer sur la plage et pourrir à la surface d'une couche d'eau légère et mobile, qui les laissait souvent à sec. Une atmosphère putride s'élevait de ces corps morts en décomposition sur le rivage et répandait au loin, chassés par les vents, des miasmes méphitiques, très-souvent pestilentiels. Les populations furent ravagées par des épidémies meurtrières qui, sans doute, prirent leur origine dans cet usage contraire à toutes les lois hygiéniques (1). Une heureuse inspiration vint mettre un terme à ces fléaux. Héraclite ayant proclamé la nature ignée de l'âme et la nécessité de brûler les corps afin qu'ils retournassent plus vite à leurs principes constitutifs, on jugea la submersion comme la condition la plus ignoble et la plus cruelle. Spondanus (2) prétend que cette croyance philosophique fut la véritable cause qui, dans l'antiquité, porta le peuple à considérer le sort des noyés comme le plus douloureux et le plus grave, parce que l'élément aqueux pouvait détruire l'activité de l'âme, et la faire périr avec le corps. On admit encore que l'âme des noyés était errante pendant cent ans : supplice de l'autre monde des anciens, inventé par l'imagination des esprits timorés.

Dans les pays couverts de neiges et de glaces, il a suffi aux habitants de tirer les cadavres des cavernes infectes des vivants, pour les placer tout à côté dans des cavernes à peine odorantes, et réservées à la mort. Ces antres funéraires, variables en étendue et en profondeur, ont été mis en usage par les Lapons et par les Scythes. Les religieux du mont Saint-Bernard profitent également du froid pour conserver les cadavres dans des

____

(1) Saint Augustin fait mention d'un grand nombre d'animaux, dont la mer apporta les cadavres sur la plage, où ils causèrent, en se putréfiant, une peste considérable. *De civ. Dei*, lib. III, c. 31.

(2) *Sacra cœmeteria*. p. 108.

chapelles mortuaires glaciales. Au Spitzberg, on a observé qu'il n'était survenue aucune altération à des corps morts ensevelis depuis trente ans : rien ne se pourrit, rien ne se corrompt dans ce pays glacial, ni les arbres abattus, ni les animaux privés d'existence.

Les terres bien boisées, nouvelles ressources de la nature, servirent à allumer des bûchers pour réduire les cadavres en cendres. Le Thyrien, le Thrace, le Phrygien, le Gaulois, le Germain, et plusieurs peuples également environnés de grandes forêts, employèrent le bois à cet usage funéraire. Les sauvages de la Rivière-Longue brûlent encore les corps inanimés.

La coutume des bûchers prévalut longtemps en Grèce. Dans Rome, après la dernière conclamation, *conclamatio suprema* (Quintilien), le cadavre était lavé à l'eau bouillante, frotté de parfums, livré aux flammes le huitième jour du décès : plus tard, on le confia à la terre. Virgile a peint cette touchante cérémonie en ces termes :

Pars calidos latices, et ahena undentia flammis
Expediunt, corpusque lavant frigentis et ungunt.

Pline, le Naturaliste, prétend que, dans les premiers temps de la fondation de Rome, les cadavres furent enterrés, et que les bûchers ne s'élevèrent pour la combustion des corps qu'à l'époque des invasions ; quand l'expérience eut prouvé que la terre n'était pas un asile inviolable. Les patriciens étaient placés dans une toile incombustible pour empêcher leurs cendres de se mêler avec celles du bûcher. Sylla, fut le premier de la famille patricienne des Cornélia qui voulut être soumis aux flammes, dans l'idée, sans doute, d'éviter pour lui-même, après sa mort, le sort qu'il réserva à C. Marius, dont il fit disperser les os dans la campagne. A Rome, quelques familles se firent toujours inhumer. Les cadavres des gens du peuple étaient jetés dans les petits puits (*puticuli*), dont parle Horace :

Hoc miseræ plebis stabat commune sepulcrum.

Les lieux où les morts étaient brûlés en commun se nommaient *Ustrinæ*, ou bûchers publics. Les enfants, selon Pline, étaient privés des honneurs du bûcher, parce que n'ayant pas de dents, organes jugés incombustibles, ils se trouvaient dépourvus du principe de la résurrection.

Victimes infortunées des usages barbares en vigueur au Mogol et au Bengale, les Indiennes étaient brûlées toutes vives à côté des cadavres de leurs maris : il y avait des chants et des danses autour du fatal bûcher.

Les Hébreux brûlaient des parfums sur les cadavres; mais ils ne brûlaient pas les cadavres eux-mêmes, selon la remarque de Spondanus : on aura pris le mot de *Combustio* pour l'usage de la combustion Ils réservèrent les flammes pour réduire en cendres le corps des rois : ainsi, Jonathas et Saül furent brûlés, afin de dérober leurs restes vénérables à la rage des Philistins. L'histoire du peuple de Dieu nous enseigne que, dans les tribus d'Israël, l'inhumation était la pratique générale.

Cependant, ni le feu, ni l'eau, ni la glace ne peuvent être mis en usage dans tous les pays. La terre suffit à tout; elle renferme dans son sein les innombrables débris des êtres antédiluviens : elle est capable d'engloutir les dépouilles mortelles des êtres organisés qui vivent actuellement à sa surface, dans les profondeurs des eaux et dans l'immensité de l'air. Thalès de Millet, qui ne reconnaissait d'autre principe que l'eau, se prononça fortement pour l'inhumation; la sépulture, selon ce philosophe célèbre, ayant pour résultat la restitution des matières organiques à la mère commune, à la terre, où le cadavre rentrait, par les décompositions successives, dans le principe universel

Cécrops, qui aborda dans l'Attique l'an 1582 avant l'ère chrétienne, introduisit l'usage de l'inhumation ; il voulut que les corps fussent portés hors des murs, et de plus, il fonda l'institution des cérémonies funèbres dans la Grèce. Solon adopta et remit en vigueur ces sages coutumes. Platon ne concède que les terrains arides et sablonneux pour la pratique des inhumations. Les funérailles de Télaire (1), donneront une juste idée des devoirs rendus aux morts dans l'antique Hellénie. Les Grecs modernes payent des pleureuses et tressent une couronne pour ceindre la tête du cadavre, voulant faire entendre que la mort est la couronne des peines de la vie. Revêtu de ses habits nuptiaux et le visage découvert, le défunt est exposé aux regards des fidèles. En Arcadie, les parents des morts, après une solennité très-simple, allument des flambeaux sur la pierre funéraire, déposent du colytéa et brûlent de l'encens.

L'inhumation devint générale dans l'empire romain, sous le règne d'Antonin, qui abolit l'usage de brûler les cadavres, et qui rendit une loi contre l'enterrement dans l'intérieur des villes de son vaste empire : ce prince, surnommé le *Pieux*, mourut en 160 de l'ère chrétienne. Cependant les bûchers n'ont cessé tout-à-fait de brûler que vers la fin du IVe siècle ; alors florissait l'empereur Gratien. Les cérémonies des funérailles, en Italie, se rapprochèrent beaucoup de celles qui ont été suivies en Grèce. Entre les deux nations célèbres, il s'établit un commerce réciproque, ou plutôt, les Grecs de la décadence subirent le joug de la grandeur des Romains qui envahissaient le monde, empruntant à chaque nation, ses lois, ses coutumes, ses sciences et belles-lettres, et spoliant, par droit de conquête, tout ce qui pouvait embellir Rome, ce point central

(1) *Voyage du jeune Anacharsis.*

du monde. La ville éternelle brillait alors du plus vif éclat : l'Asie, l'Afrique et l'Europe étaient devenues ses feudataires. La Grèce, ai-je dit, lui apporta, au milieu de cette puissance formidable, le tribut le plus précieux, de sages lois, de grands modèles dans l'éloquence et dans les arts, et ces coutumes douces et polies qui calmèrent un peu le sang belliqueux de ces farouches vainqueurs de la terre et de l'onde. On introduisit les pleureuses dans les cérémonies funèbres des Romains, en même temps que le pantomime, qui était chargé de contrefaire les gestes ou les habitudes du défunt ; ce fut sous le règne de Vespasien que ces changements arrivèrent ; les cadavres retournèrent à la terre d'où ils étaient sortis.

L'inhumation a été mise en pratique dès l'antiquité la plus réculée, en Thrace, en Chine, en Turquie et en Amérique. Les Garamentiens ont simplement couvert les corps morts de plusieurs couches de sable. Quelques tribus sauvages qui enterrent les cadavres, placent dans le cercueil, l'arc, les flèches, et d'autres armes ; du manioc, du gibier, des ustensiles domestiques, afin que le mort n'arrive pas dans l'autre monde sans défense et sans provisions. Dans la Sindie', on jette dans la fosse des héros autant de poissons qu'ils ont tué d'ennemis.

L'usage d'enterrer les morts est, sans contredit, le plus sage, le plus naturel et probablement le plus ancien chez les peuples policés. C'est l'avis de Cicéron (1) ; il dit : « Ac mihi quidem « antiquissimum sepulturæ genus id fuisse videtur, quo apud « Xenophontem Cyrus utitur. Redditur enim terræ corpus, et « ità locatum ac situm, quasi operimento matris obducitur. » Nous évitons ainsi la vue hideuse des cadavres qui se décomposent, et principalement l'influence délétère et pestilentielle

____

(1) De Leg. lib. II

des émanations putrides. La loi de Mahomet ordonne l'inhumation aux croyants. Pour le christianisme, le corps est le sépulcre vivant ou la prison de l'âme ; c'est un moule de terre qui doit retourner en poussière ; l'inhumation est prescrite et l'embaumement toléré.

Diogène, Sénèque, Timon, Démosthènes et quelques autres sages de l'antiquité païenne, en affectant de l'indifférence sur leur sépulture, voulaient, sans aucun doute, corriger l'orgueil et la vanité des grands qui déployaient un luxe effréné à leurs funérailles. Un philosophe a dit : *Cœlo tegitur qui caret urnâ.*

Les Caraïbes instituèrent une cérémonie funèbre qui tenait du comique. Le cadavre étant descendu dans une fosse, ils venaient pendant dix jours apporter des vivres et lui adresser des questions sur les sujets les plus touchants, et à chaque période, ils s'écriaient : « D'où vient donc que tu es mort ? » Voyant qu'il ne pouvait répondre, ni manger, de dépit ils le couvraient de terre.

Les rochers, les précipices et les déserts doivent avoir été, avant l'inhumation, les réceptacles primitifs et naturels des cadavres. L'heureuse pensée d'éloigner du centre des populations les foyers d'infection, alimentés par les cadavres en décomposition, ne fut pas de longue durée. L'ouvrage de la raison et de la prudence se trouva altéré par la vanité, par l'intérêt et par les passions les plus opposées. L'homme, dans son orgueil, inventa de faire les sépultures dans l'intérieur des villes, dans sa propre demeure et jusque dans les temples de sa foi. Des accidents formidables survinrent par suite de cette violation des premières règles de l'hygiène publique. Haguenot, Piattoli, Vicq d'Azyr, Maret, L. Gr. Gyraldus (1), Louis (2), G. Ber-

(1) *De sepulchris et vario sepeliendi ritu.*
(2) *Loc. cit.,* p. 176. 186. 187.

nard (1) , Navier (2), Meursius (3), Tissot (4) ont condamné
en termes énergiques ces coutumes aussi vicieuses que coupables, prouvant, par une série de faits incontestables, que les
inhumations dans les églises et dans l'intérieur des villes sont
autant de foyers pestilentiels, qu'il importe pour la santé générale d'éloigner le plus possible des habitations.

Pour éviter l'action délétère des miasmes putrides et conserver les cadavres au sein même des populations, on eut recours
aux embaumements et de plus à la dessication. L'Égyptien voulant, pour ainsi dire, éterniser la nature humaine au moyen
de l'art admirable des embaumements, réduisit le cadavre en
momie. Les corps morts, ainsi préparés, ont traversé les siècles
pour arriver jusqu'à notre époque sous cette forme nouvelle. Au
Muséum, nous avons aidé à enlever les bandelettes à six momies :
une d'entre elles, admirablement embaumée et d'une conservation parfaite, portait un papyrus qui fit connaître, dit-on, un
grand-prêtre de Ptolémée. On a cru trouver le secret de la *momi-
fication* dans les pratiques religieuses suivies par les Égyptiens :
le culte des idoles seul ayant pu soutenir le zèle de tout un
peuple pour réduire en momies, non-seulement les hommes, mais
encore les animaux de toute espèce. De vastes champs reposent,
véritablement, sur un fonds factice composé de momies de chats,
de chiens, d'animaux les plus variés. Après une incendie qui a
duré trois années, la grotte de Samoun renferme encore une
quantité innombrable de cadavres humains. Le fanatisme religieux aurait eu l'avantage de forcer un peuple industrieux, intelli-
gent et courageux à conquérir un air salubre et un sol fertile sur

(1) *De sepulturis et exequiis.*

(2) *Ref. sur les dangers des inhumations précipitées,* etc. Paris,
1775.

(3) *De funere.*

(4) *Avis au peuple, t. I, c. : & 6.*

les masses de matière animale qui, agglomérées sur un même lieu, menaçaient d'engloutir, par les miasmes qui résultent de la décomposition putride, les populations de ces belles contrées. Maintenant que l'indolent fellah, placé au centre d'une terre fortement saturée de matière animale, se contente d'élever les bras pour prier au lieu de les employer en de rudes travaux; qu'il néglige d'enterrer les animaux qui pourrissent çà et là sur le sol; qu'il pratique l'inhumation avec une telle insouciance que les cadavres humains se trouvent quelquefois soulevés à l'époque des débordements du Nil et jonchés sur la terre, où ils sont dépécés par les bêtes féroces nocturnes, l'atmosphère, dans certaines circonstances inconnues, remplie outre mesure de miasmes délétères, répand des odeurs pestilentielles. L'Égypte, au ciel d'azur et avec son riche et fertile terrain, est devenue le berceau de la peste, du plus terrible de tous les fléaux.

L'art des embaumements devrait être étudié et repris en Égypte, en négligeant, toutefois, certains usages barbares dont il était accompagné. Se peut-il qu'il se soit trouvé des gens assez malheureux pour être chargés d'ouvrir les cadavres avec des cailloux tranchants, et tout aussitôt poursuivis à coups de pierres comme des malfaiteurs, en punition de la violence qu'ils avaient faite au cadavre ?

Les cérémonies de cette nation éclairée sont célèbres dans l'histoire. Suivant une coutume des plus nobles qui consiste à juger l'homme sur ses actions, les morts, en Égypte, ont été soumis à un jugement solennel. Après la narration de l'accusateur public, le mort, fût-il le roi, selon qu'il avait bien ou mal agi pendant la vie, était jugé digne ou indigne de la sépulture.

Le tribunal redoutable qui décidait de la sépulture, se composait de quarante juges, et se tenait au delà d'un lac que les morts passaient dans une barque : le batelier, appelé *Charon* en langue égyptienne, rappelle la fable, inventée par les Grecs, de *la barque de Charon*. Diodore prétend que le marais à traverser se nommait *Achéruse*, et que les cadavres jugés indignes de la sépulture étaient jetés dans une fosse immonde, appelée le *Tartare* : de là l'origine des fables du *fleuve Léthé*, du *nautonnier Caron*, des *juges* de l'*enfer*, et de l'*exil* sur les bords du *Styx* : de là viennent encore les *ombres errantes*, la *métempsycose* : enfin, de là vint l'usage de mettre sous la langue du défunt une pièce de monnaie appelée *naulus, obolum, trientem*, chez les Latins, et destinée à payer le passage. Les Moscovites la plaçaient dans la main pour payer le denier à saint Pierre.

La coutume des Égyptiens fut imitée, et en partie suivie par les Juifs. L'Écriture nous enseigne que les méchants rois n'étaient point mis dans les tombeaux de leurs ancêtres.

Les peuples modernes se sont évertués à découvrir le secret de l'art des embaumements et n'y sont pas parvenus. En France, on est arrivé à des résultats satisfaisants : la conservation des cadavres s'obtient au moyen de liqueurs antiputrides en injections, etc. On ne fait pas de momies.

L'art de faire des momies jette des lumières vives et nouvelles, en histoire ; il conduit à retrouver les migrations des peuples. Les momies découvertes chez les Guanches ne sont-elles pas un témoignage presque certain que les insulaires de Ténériffe sont originaires d'Afrique, et qu'ils ont appris l'art d'embaumer des Égyptiens ?

Persuadé qu'il n'était que passager sur la terre, l'Égyptien s'y contentait d'une simple maison : il faisait des momies, il creusait des grottes funéraires, il édifiait des monuments, des pyramides pour sa demeure éternelle. La Bruyère a relevé la pensée qui le dirigeait, en ces termes : « Il y a deux mondes, l'un où l'on séjourne peu, et dont l'on doit sortir pour n'y plus rentrer ; l'autre où l'on doit bientôt entrer pour n'en jamais sortir. » Comparant le cadavre que semblait animer les injections admirables de Ruysch, au mort réduit en momie, Fontenelle a prétendu que si les Égyptiens ont conservé la mort, Ruysch a conservé la vie. »

L'idée de la résurrection suggéra l'usage à Démocrite de placer les cadavres dans le miel. Les Babyloniens employèrent à la fois et la cire et le miel. Hérodote et Strabon rapportent que, dans une certaine partie de la Perse, on plongeait les corps morts dans la cire pour les préserver de la putréfaction. A Lacédemone, les rois morts étaient également incrustés d'une enveloppe de cire. Le Mexicain préféra embaumer les cadavres des rois et brûler les cadavres du peuple.

La nature du sol est suffisante pour *momifier* naturellement les corps morts, et suppléer à l'art des embaumements. D'après Shaw, les corps enterrés dans les sables brûlants de l'Arabie, se dessèchent, se momifient et se conservent intacts pendant des siècles. Le même phénomène de conservation naturelle a lieu en Afrique. Daubenton rapporte que, dans le terrain des Cordeliers, à Toulouse, les cadavres s'y dessèchent au point d'être facilement soulevés d'une seule main.

A la Floride, après la dessication des cadavres devant un foyer ardent, on les conservait dans des niches pratiquées aux murs de l'habitation.

La dessication, au moyen de l'air et des vents, fut employée pour soustraire à la putréfaction les débris inutiles du corps humain. Le cadavre des prêtres, en Phrygie, était d'abord desséché, ensuite placé comme une statue sur un piédestal. Les Colchiens renfermaient les cadavres dans des sacs de peau, pour les suspendre aux arbres et les livrer aux vents secs et chauds. La dessication était mise en usage par les habitants de la Colchide et de Phrygie, dans l'idée de rendre à l'air une partie de l'aliment qu'il leur avait fourni. Considérant la mort comme le passage à une nouvelle vie, quelques tribus sauvages ne s'en affligent pas : les harangues, les danses, les festins se succèdent pendant des jours entiers, jusqu'au moment où le mort, entouré d'écorces superposées, se trouve élevé sur des piquets et abandonné à l'action de l'air qui détruit plus qu'il ne dessèche. Les Tartares suivirent plusieurs usages à la fois : ils ont employé la suspension des cadavres aux arbres pour les dessécher, ils les ont inhumés, ils les ont même mangés.

Cette nation est tristement célèbre par la férocité qu'elle a déployée dans les cérémonies funéraires. A la mort du grand Cham, toutes les personnes que les sacrificateurs trouvaient sur leur passage tombaient victimes, sous le prétexte ridicule que leur présence était utile pour servir le chef dans l'autre monde. Hérodote raconte que sur la tombe du roi défunt, en Scythie, on égorgeait sa femme chérie et ses principaux officiers. Guidés par le même désir d'aller servir le chef dans de nouvelles contrées, les sauvages de Guinée on tué des filles, des femmes et des garçons. Qui a mis un frein à cette fureur sanguinaire ? la civilisation. Un peuple civilisé est soumis à des principes d'ordre, de justice et de liberté : c'est la gloire de l'humanité. Toute nation, livrée à ses instincts, qui a pour religion, une idole ; pour principe, une volonté sans limites, devient tyrannique, absurde et féroce.

Ouvrons, en frémissant d'horreur, les annales de l'histoire relatives aux coutumes funéraires de quelques nations idolâtres et barbares. Des auteurs graves disent que les vieillards, chez plusieurs peuples, furent égorgés, mangés ou bien livrés à la fureur des animaux. Strabon rapporte que les Carpiens les égorgeaient à soixante-dix ans, et les exposaient ensuite dans les déserts à la voracité des bêtes féroces. Les Massagètes, les Bactriens, les Sogdiens (Hérodote), les Troglodites (Diodore), suivirent cette coutume atroce. Les Algonquins, nation cruelle d'Amérique, fit également périr ses vieillards. Qui a porté les Dervices, par un contraste singulier, à enterrer les femmes et à ne manger que les hommes? Les Scythes, en faisant un tombeau de leur estomac, croyaient honorer les morts. A Java, au rapport de **L.** Barthème, la viande des personnes âgées se vendit à l'instar de la viande de boucherie. C'est par pitié et dans la pensée de donner une *honorable* sépulture, que, dans l'Inde, on mangea les corps morts (Hérodote). Au Congo, les femmes dévoraient souvent leur nouveau-né.

Darius vainqueur, ayant ordonné aux Indiens de brûler leurs parents, et aux Grecs de manger les leurs, ces deux peuples, profondément atteints dans leurs usages, furent également frappés de terreur. Cependant la Grèce entière applaudit au courage d'Arthémise, qui voulut avaler les cendres de son époux.

Parmi les insulaires, une coutume hypocrite et toute aussi barbare, consistait à préparer une couche funéraire avec des plantes vénéneuses qui recélaient la mort des vieillards endormis.

L'Hyrcanien éleva des *chiens sépulcraux*. Cicéron (1) dit : « In Hircaniâ, plebs publicos canes alit, optimates, domesticos. « Nobile autem genus canum illud scimus esse. Sed, pro suâ « quisque facultate, parat à quibus lanietur : eamque illi op- « timam esse censent sepulturam. » Ce témoignage prouve que, dans certaines contrées de la Perse, ancienne Hircanie, on jetait les cadavres à la voirie; selon qu'ils étaient plus ou moins vite dévorés, la famille en tirait sa gloire ou son déshonneur. Les Ibères ont livré les morts à la voracité des vautours.

Au milieu d'un peuple civilisé, la férocité primitive tend quelquefois à reparaître : mais elle est aussitôt comprimée.

(1) Tuscul. *Quæst.*, lib. I.

M. Lenormand (1) raconte les sévices cruels qui, sous le nom
de *puzzaliat* étaient exercés, il y a quelques années à *Booz* ;
l'auteur s'exprime ainsi : « Au moment du râle de l'agonie, le
chef de famille s'avançait solennellement près du lit, et pressait
fortement, de son pouce, la gorge du moribond, jusqu'à ce qu'il
eût expiré, afin de lui épargner les souffrances de l'agonie, et
pour le faire mourir plus facilement. » Hâtons-nous d'ajouter
que cette pratique était mystérieuse, craintive, et que la loi en a
fait justice.

Dans l'Europe moderne, la terre sert de réservoir commun
aux cadavres. Des tombes s'élèvent dans les *Cimetières*,
terrains consacrés à cet usage, et marquent le dernier asile
des humains. Le cœur, d'accord avec la raison, au delà même
des motifs d'économie politique, nous disent assez qu'il est
bien, qu'il est convenable de recueillir les restes de nos parents,
de nos amis, de nos concitoyens, pour les soustraire aux injures du temps, et de placer ces restes chéris dans un lieu
calme et de recueillement. Pourquoi de somptueux mausolées ?
Pourquoi ces pyramides colossales ? Superstition ! vanité !
voilà bien de tes ouvrages ! Une simple croix de bois dans le
cimetière des campagnes frappe au cœur. Un superbe édifice
funéraire, attache la vue, excite l'admiration et fait oublier la
douleur. Ce fut l'admiration qui arrêta l'esprit étonné de
Pline, de Pomponius Méla et de Napoléon, devant les pyramides, gigantesques monuments, qui attestent la puissance du
génie de l'homme, et la faiblesse de ses passions, de son orgueil
et de sa vanité.

Lorsque la philosophie eut inventé que l'état du corps influait
sur les conditions de l'âme, les riches de la terre, adoptant cette
idée, se firent élever, pour leur dernier asile, des tombeaux

(1) *Des inhum. précip.*, p. 139, an 1844

de faste et de magnificence. Garder son rang après la mort fut le sublime de l'invention humaine. Les talents, les vertus, le dévouement à la patrie, sont les monuments qui vivent éternellement dans la mémoire des peuples : monuments, dit Horace, plus durables que l'airain.

Marquons notre dernière halte sur la terre par une empreinte modeste qui rappelle le néant ou la fragilité des grandeurs humaines, et conservons notre fortune pour un plus noble emploi, à soulager la misère, à faire le bien pendant notre vie.

Les peuples anciens, de même que les nations modernes, ont reconnu la nécessité de conserver une retraite inviolable aux morts. Dans la Haute-Égypte, on trouve un grand nombre de grottes funéraires. Les tombeaux de Persépolis se rapprochent beaucoup, dans leur construction, des tombeaux célèbres de Telmissus. Diodore rapporte que, près du *Mont-Royal,* dernier asile des rois, aucune route viable n'était pratiquée dans la montagne : les corps étaient suspendus à des machines faites exprès pour les porter à des places fixées à l'avance. Les Perses ont érigé des monuments funéraires à l'instar des Égyptiens. Ces tombeaux, creusés dans le rocher, présentent un style qui fut copié par les Grecs. L'Italie offre aussi un monument du même genre établi sur le rocher qui domine le lac Albano. La forme pyramidale du monument est une preuve nouvelle de l'importation des coutumes des Grecs et des Égyptiens dans le Latium. A la renaissance des lettres, l'Italie a produit des chefs-d'œuvre, dans l'art statuaire, pour honorer la mémoire des morts. Sur le tombeau du pape Jules II, Michel-Ange a placé son Moïse, une des plus belles sculptures du XVIᵉ siècle. Rome moderne contient encore les colonnes des Antonins et le vaste môle d'Adrien.

Les anciens déployèrent un luxe tellement effréné dans l'ornementation des tombeaux, que le législateur fut obligé d'en régler la magnificence. Athènes eut sa loi somptuaire pour fixer les dépenses des mausolées. A Rome, la loi Cornélia fixa le prix des funérailles et mit un frein aux dépenses excessives.

Les anciens avaient un tel respect pour les monuments, que le serment prêté sur un tombeau équivalait au serment prononcé devant les autels. Alexandre, comme chacun sait, avant de porter la guerre en Assyrie, sacrifia sur le tombeau d'Achille.

CHAPITRE XIX.

DES LOIS RELATIVES AUX INHUMATIONS.

Le respect et la vénération pour l'humanité qui succombe est, sans contredit, une puissance morale qui tend à resserrer les liens de la société et qui affermit le sol de la patrie. Combien il est curieux d'apprendre, par l'étude comparative des faits historiques, que les cadavres ont trouvé plus de soins, et, par conséquent, que la vie de l'homme a été plus en sécurité chez les anciens que chez les modernes, dans les nations du Midi que dans les peuples du Nord : ceux-ci, pour remplir les derniers devoirs, se hâtant de brûler et d'enterrer : ceux-là conservant les cadavres au moyen des embaumements.

En parant les morts des odeurs les plus suaves, les anciens n'ont jamais voulu sciemment éteindre la dernière étincelle de vie, comme Louis se plaît à le supposer. Leur idée dominante était de résister aux forces qui désorganisent le corps, par tous les moyens au pouvoir de l'homme. Cérémonies funéraires prolongées, jeux funèbres, comme ceux d'Achille en l'honneur de Patrocle, comme ceux d'Énée en l'honneur d'Anchise, incinérations, dessications, lavages des corps à l'eau bouillante, embaumements, n'avaient d'autre but que de s'assurer de la réalité de la mort.

La législation de toute l'antiquité témoigne fortement en faveur de ce profond respect pour les derniers moments de l'homme sur la terre : elle fixe constamment à une époque fort avancée le moment de la séparation entre les morts et les vivants. Hérodote nous apprend que les Égyptiens n'avaient le droit de se défaire de leurs cadavres que le quatrième jour du décès. Platon conseille de garder les morts pendant trois jours pour acquérir la certitude de la mort. Cet avis salutaire prévalut à Athènes, acquit force de loi, et fut longtemps en vigueur. Lycurgue ordonne aux Spartiates de ne procéder aux inhumations que le onzième jour des lamentations funéraires. Dans les autres villes de la Grèce, selon Alexander, on conservait les cadavres pendant six ou sept jours révolus. Lanzoni rapporte que les Romains ont conservé les cadavres pendant sept, huit, et même neuf jours. Les cérémonies des funérailles se terminaient par un festin, nommé *Grand souper*, ou la *Novendiale*, ce qui signifie la *Neuvaine*. Servius dit : *Octavo incendebatur nono sepeliebatur*, et son opinion est conforme aux usages suivis en Italie. Si, dans l'Empire Romain, on n'a pas toujours observé cet espace de temps entre la mort et la combustion, comme Quensted a proposé d'en fournir des preuves, c'est qu'alors, dit Bruhier, « les marques évidentes de la mort mettaient cette nation attentive hors du danger de donner précipitamment la sépulture. » La loi des XII Tables défendit aux Romains d'inhumer dans la ville : cette loi fut ponctuellement exécutée sous la République. Terilli recommande aux Vénitiens d'attendre soixante-douze heures avant l'inhumation ; l'observation lui ayant appris que des hystériques et des noyés sont restés aussi longtemps dans un état de mort apparente. Éclairés par ce bienfaiteur de l'humanité, les Italiens approuvèrent le temps qu'il a fixé : *Septuagenta et duas oras antequam humentur decrevére.*

Après avoir lavé les cadavres avec de l'eau bouillante, les anciens Russes procédaient à l'inhumation le troisième jour du décès. Tel fut le laps de temps légal chez les Thraces. A Sachion, en Orient, on a conservé des cadavres six, sept jours, et même un mois en les enfermant dans des cercueils, et au milieu de parfums destinés à neutraliser les émanations putrides.

Les Caraïbes gardaient leurs morts pendant dix jours. Selon Winslow, les Danois ne procédaient à l'inhumation que le quatrième jour de la cérémonie des funérailles.

Les opinions se partagent sur la loi imposée aux Israélites. Celle qui est au Deuteronome prescrit aux Juifs de mettre en terre les suppliciés le jour même de l'exécution : elle reste muette sur la fixation du jour des sépultures ordinaires. On a prétendu que Moïse avait ordonné de garder les morts pendant trois jours ; que les Hébreux se conformèrent à ce précepte d'hygiène publique pendant une longue suite d'années ; enfin, que les Juifs, d'ailleurs si fidèles à observer les lois de ce législateur célèbre, se sont écartés de ce sage précepte depuis la migration. A notre époque, le culte israélite se met en harmonie avec la loi du pays, et l'inhumation a lieu dès que les préparatifs qui varient selon le rang et la fortune sont terminés. En 1787, l'empereur d'Allemagne força les Juifs de ses États à suivre la loi des inhumations promulguée par Marie-Thérèse. Pour éviter le danger des inhumations précipitées, l'impératrice avait ordonné aux Allemands d'attendre quarante-huit heures avant de séparer le mort des vivants. Dans un grand nombre de villes d'Allemagne on ne procède à l'enterrement que lorsque la putréfaction est très-avancée (*Voy.* page 156.)

Les Anglais accordent trois jours aux personnes de qualité et vingt-quatre à trente-six heures aux autres : dans aucun cas, on ne peut faire l'inhumation qu'après une expertise médico-légale d'un agent vérificateur. Les feuilles publiques ont annoncé dernièrement la constitution d'une société, à Londres, ayant pour but de livrer les cadavres aux flammes du bûcher : l'incinération paraissant un usage préférable à celui de l'enterrement, en ce qu'il permet de recueillir et de conserver dans une urne funéraire les cendres des morts. Les anciens plaçaient à côté de ces vases précieux, les urnes lacrymales destinées à renfermer les larmes des assistants et des fidèles : ils payaient des pleureuses. En Saxe, en Hollande, on garde les morts jusqu'à sept jours. La loi portugaise commande un intervalle de vingt-quatre heures entre le décès et la sépulture : on outrepasse souvent le terme fixé et l'on enterre après la cinquième et la sixième heure. Telle est aussi la législation des décès en Espagne, en France et dans plusieurs autres contrées de l'Europe.

Le rituel d'Anet fait loi dans toute la chrétienté, le voici : « Combien doit-on différer la sépulture après la mort ? — On doit la différer vingt-quatre heures ou environ, à cause des inconvénients qui s'ensuivent quelquefois des enterrements précipités. » Certes, le terme arbitraire à longue période des anciens fidèlement observé dans le paganisme, n'a pas engendré des malheurs qu'aurait prévus notre législation en choisissant un terme également arbitraire, mais à courte période.

CHAPITRE XX.

LÉGISLATION FRANÇAISE SUR LES INHUMATIONS.

CODE CIVIL.

Livre I. — Titre ii. — *Des actes de l'état civil.*

Chapitre IV. — *Des actes de décès.*

Art. 77. Aucune inhumation ne sera faite sans une autorisation, sur papier libre et sans frais, de l'officier de l'état civil, qui ne pourra la délivrer qu'après s'être transporté auprès de la personne décédée, pour s'assurer du décès, et que vingt-quatre heures après le décès, hors les cas prévus par les règlements de police.

Art. 78. L'acte de décès sera dressé par l'officier de l'état civil, sur la déclaration de deux témoins. Ces témoins seront, s'il est possible, les deux plus proches parents ou voisins, ou, lorsqu'une personne sera décédée hors de son domicile, la personne chez laquelle elle sera décédée, et un parent ou autre.

Art. 79. L'acte de décés contiendra les prénoms, nom, âge, profession et domicile de la personne décédée ; les prénoms et nom de l'autre époux, si la personne décédée était mariée ou veuve ; les prénoms, noms, âges, professions et domiciles des déclarants ; et, s'ils sont parents, leur degré de parenté.

Le même acte contiendra de plus, autant qu'on pourra le savoir, les prénoms, noms, profession et domicile des père et mère du décédé, et le lieu de sa naissance.

Art. 80. En cas de décès dans les hôpitaux militaires, civils ou autres maisons publiques, les supérieurs, directeurs, administrateurs et maîtres de ces maisons, seront tenus d'en donner avis, dans les vingt-quatre heures, à l'officier de l'état civil, qui s'y transportera pour s'assurer du décès, et en dressera l'acte conformément à l'article précédent, sur les déclarations qui lui auront été faites, et sur les renseignements qu'il aura pris.

Il sera tenu, en outre, dans lesdits hôpitaux et maisons, des registres destinés à inscrire ces déclarations et ces renseignements.

L'officier de l'état civil enverra l'acte de décès à celui du dernier domicile de la personne décédée, qui l'inscrira sur les registres.

Art. 81. Lorsqu'il y aura des signes ou indices de mort violente, ou d'autres circonstances qui donneront lieu de le soupçonner, on ne pourra faire l'inhumation qu'après qu'un officier de police, assisté d'un docteur en médecine ou en chirurgie, aura dressé procès-verbal de l'état du cadavre, et des circonstances y relatives, ainsi que des renseignements qu'il aura pu recueillir sur les prénoms, nom, âge, profession, lieu de naissance et domicile de la personne décédée.

Art. 82. L'officier de police sera tenu de transmettre de suite à l'officier de l'état civil du lieu où la personne sera décédée, tous les renseignements énoncés dans son procès-verbal, d'après lesquels l'acte de décès sera rédigé.

Art. 84. En cas de décès dans les prisons ou maisons de réclusion et de détention, il en sera donné avis sur-le-champ, par les concierges ou gardiens, à l'officier de l'état civil, qui s'y transportera comme il est dit en l'art. 80, et rédigera l'acte de décès.

Art. 85. Dans tous les cas de mort violente, ou dans les prisons et maisons de réclusion, ou d'exécution à mort, il ne sera fait sur les registres aucune mention de ces circonstances, et les actes de décès seront simplement rédigés dans les formes prescrites par l'art. 79.

Art. 86. En cas de décès pendant un voyage de mer, il en sera dressé acte dans les vingt-quatre heures, en présence de deux témoins pris parmi les officiers du bâtiment, ou à leur défaut, parmi les hommes de l'équipage, etc. . . . .

CODE PÉNAL.

LIVRE III. — TITRE. II. — *Crimes et délits, etc.*

§ III. — *Infraction aux lois sur les inhumations.*

ART. 358. Ceux qui, sans l'autorisation préalable de l'officier public, dans le cas où elle est prescrite, auront fait inhumer un individu décédé, seront punis de six jours à deux mois d'emprisonnement, et d'une amende de seize francs à cinquante francs ; sans préjudice de la poursuite des crimes dont les auteurs de ce délit pourraient être prévenus dans cette circonstance.

La même peine aura lieu contre ceux qui auront contrevenu, de quelque manière que ce soit, à la loi et aux règlements relatifs aux inhumations précipitées.

ART. 359. Quiconque aura recélé ou caché le cadavre d'une personne homicidée ou morte des suites de coups ou blessures, sera puni d'un emprisonnement de six mois à deux ans, et d'une amende de cinquante francs à quatre cents francs ; sans préjudice des peines plus graves, s'il a participé au crime.

ART. 360. Sera puni d'un emprisonnement de trois mois à un an, et de seize francs à deux cents francs d'amende, quiconque se sera rendu coupable de violation de tombeaux ou de sépultures ; sans préjudice des peines contre les crimes ou délits qui se seraient joints à celui-ci.

CODE D'INSTRUCTION CRIMINELLE.

LIVRE I. — CHAPITRE IV.

ART. 44. S'il s'agit d'une mort violente, ou d'une mort dont la cause soit inconnue et suspecte, le procureur de la République se fera assister d'un ou de deux officiers de santé, qui feront leur rapport sur les causes de la mort et sur l'état du cadavre.

Les personnes appelées, dans le cas du présent article et de l'article précédent, prêteront, devant le procureur de la République, le serment

de faire leur rapport et de donner leur avis en leur honneur et conscience.

ORDONNANCE DU PRÉFET DE POLICE.

Du 14 messidor an XII (3 juillet 1804).

ART. 1ᵉʳ. Les art. 77, 81 et 82 du Code civil, relatifs aux décès et
inhumations; et les art. 1, 4, 5, 6, 8, 9, 14, 16, 17, 18 et 19 du décret
impérial, en date du 25 prairial dernier, sur les sépultures, seront
réimprimés, publiés et affichés dans le ressort de la préfecture de
police.

ART. 2. Toutes les fois que, dans les cas prévus par les règlements
de police, une personne décédée devra être inhumée avant le délai
de vingt-quatre heures fixé par l'art. 77 du Code civil, l'inhumation
n'aura lieu que sur l'avis des médecins et chirurgiens qui auront
suivi la maladie, ou de ceux préposés à la visite des personnes dé-
cédées.

Cet avis sera envoyé à l'officier de police et à l'officier de l'état
civil.

ART. 3. Dans le cas de mort violente, s'il reste certitude ou même
soupçon de délit, l'inhumation pourra être retardée par l'officier de
police.

ART. 4. Si, au contraire, il ne reste ni certitude ni soupçon de délit,
l'officier de police se conformera de suite aux dispositions de l'art. 82
du Code civil.

ART. 5. Si les symptômes d'une maladie avaient donné l'indication
de quelque épidémie ou mal contagieux, l'ouverture du cadavre pourra
être ordonnée d'office, ou à la réquisition des médecins ou chirurgiens
qui auront suivi la maladie.

ART. 6. Dans le cas où l'incertitude des caractères d'une maladie
aurait empêché d'en connaître la cause, les médecins et chirurgiens
qui, pour les progrès de l'art, désireraient faire l'ouverture du cadavre,
ne pourront y procéder que du consentement de la famille, et après
en avoir prévenu l'officier de police.

ART. 7. Indépendamment des précautions ordonnées par l'art. 81
du Code civil, les corps dont est question dans cet article seront inhumés au cimetière dans une fosse isolée.

Art. 8. Les enlèvements des cadavres des cimetières et des sépultures particulières, sont formellement interdits, sous les peines portées par les lois, hors les cas d'exhumations légalement autorisées.

Art. 9. Il est expressément défendu aux fossoyeurs et à tous autres d'enlever les draps ou linceuls dans lesquels les défunts auront été ensevelis.

Art. 10. Des visites fréquentes seront faites dans les cimetières, pour en assurer la salubrité et la sûreté.

Art. 11. Nulle inhumation ne pourra avoir lieu dans une propriété particulière, sans une permission expresse.

La propriété devra être close de murs d'une hauteur suffisante.

La permission ne sera accordée qu'après qu'il aura été reconnu, par la visite des lieux, qu'ils ne présentent aucun inconvénient.

Art. 12. Le lieu consacré à une sépulture particulière devra y être affecté pendant tout le temps jugé nécessaire, d'après la nature du terrain.

Art. 13. Les fosses qui serviront aux inhumations dans des propriétés particulières, auront les mêmes dimensions que celles ordonnées pour les fosses dans les cimetières, par l'art. 4 du décret impérial.

Art. 14. Dans le cas de la vente d'un terrain où se trouverait une sépulture particulière, le nouveau propriétaire sera tenu de se conformer aux conditions imposées lors de la sépulture ; si mieux il n'aime obtenir la permission d'exhumer les restes, et les faire transporter d'une manière convenable dans les lieux à ce destinés. . . . . . .

. . . .

DÉCRET

Relatif aux autorisations des officiers de l'état civil pour les inhumations.

Du 4 thermidor an XIII (23 juillet 1805).

Sur le rapport du grand-juge, ministre de la justice ;

Vu l'art. 77 du Code civil, portant : aucune inhumation ne sera faite sans une autorisation sur papier libre et sans frais de l'officier de l'état civil ; vu le décret du 25 prairial an XIII sur les sépultures qui soumet à l'autorité, police et surveillance des administrations municipales, les lieux de sépulture, et accorde aux fabriques des églises et consistoires le droit exclusif de faire les fournitures nécessaires pour les enterrements ;

Le Conseil d'État entendu,

Décrète :

Art. 1er. Il est défendu à tous maires, adjoints et membres d'administrations municipales, de souffrir le transport, présentation, dépôt, inhumation des corps, ni l'ouverture des lieux de sépulture, à toutes fabriques d'église, consistoires ou autres ayants droit de faire les fournitures requises pour les funérailles, de livrer lesdites fournitures, à tous curés, desservants et pasteurs, d'aller lever aucun corps, ou de les accompagner hors des églises et des temples, qu'il ne leur apparaisse de l'autorisation donnée par l'officier de l'état civil pour l'inhumation; à peine d'être poursuivis comme contrevenant aux lois.

DÉCRET

Du 4 juillet 1806.

Art. 1er. Lorsque le cadavre d'un enfant dont la naissance n'a pas été enregistrée, sera présenté à l'officier de l'état civil, cet officier n'exprimera pas qu'un tel enfant est décédé, mais seulement qu'il lui a été présenté sans vie. Il recevra de plus la déclaration des témoins, touchant les noms, prénoms, qualités et demeures des père et mère de l'enfant et la désignation des an, jour et heure auxquels l'enfant est sorti du sein de sa mère.

Art. 2. Cet acte sera inscrit, à sa date, sur le registre des décès, sans qu'il en résulte aucun préjugé sur la question de savoir si l'enfant a eu vie ou non.

ARRÊTÉ DU PRÉFET DE LA SEINE,

Relatif à l'autopsie des cadavres.

Du 24 décembre 1821.

Art. 1er. Il ne pourra être procédé, sur la réquisition même des particuliers, à l'ouverture d'un cadavre, qu'après la vérification légale du décès.

Art. 2. En conséquence, ampliation du présent arrêt sera adressée à MM. les maires de Paris, qui sont chargés de veiller à son exécution et de lui donner la publicité convenable.

Art. LI. — **COMMENTAIRES DES LOIS**

Les infractions aux lois et règlements sur les inhumations constituent des délits prévus et punis par le législateur. Étranger à l'étude des lois, et par conséquent à la législation comparée, j'ai puisé à une source abondante et claire, dans la *Théorie du Code pénal*, par MM. F. Hélie et A. Chauveau, les commentaires des lois relatives aux inhumations. L'art. LI contient un abrégé de ces importants travaux.

L'art. 358 du Code pénal a pour but d'apporter une sanction pénale aux *art.* 77 et 81 du Code civil.

Relativement à l'art. 358 « il faut remarquer, en premier lieu, disent MM. Chauveau et F. Hélie (1), et cette observation s'applique aux deux paragraphes de cet article, que la double infraction qu'ils prévoient ne constitue qu'une contravention matérielle : la loi ne recherche point l'intention du contrevenant, elle n'inculpe point sa volonté : le seul défaut de l'autorisation prescrite, le seul fait de négligence est passible de la peine. Ainsi l'absence de tout dessein criminel, la bonne foi du délinquant ne seraient point des excuses ; dès que les formes prescrites ont été enfreintes, celui qui les a enfreintes, lors même qu'il prouve son ignorance, peut être puni. »

Inhumation non autorisée d'un enfant mort-né. — « L'autorisation préalable de l'officier public est prescrite, suivant l'article 77 du Code civil, pour toute inhumation, soit que la personne inhumée soit décédée de mort naturelle ou violente.

(1) *Théorie du Code pénal*. Paris, 1840, p. 394.

Toutefois des doutes se sont élevés en ce qui concerne l'inhumation des enfants mort-nés. En effet, l'art. 358 n'est relatif qu'aux *individus décédés;* or, l'enfant dont la vie s'est éteinte en naissant ou avant de naître, peut-il être considéré comme *décédé* dans le sens de la loi? Soumettre son inhumation aux lois relatives aux décès, ne serait-ce pas déclarer qu'il a eu vie et jeter le trouble dans les successions? Ces difficultés paraissent résolues par un décret du 4 juillet 1806... Le vœu du législateur est que le cadavre des enfants mort-nés soit présenté à l'officier de l'état civil, que l'acte de cette présentation soit inséré sur le registre des décès; il faut en conclure que l'inhumation, comme dans le cas des autres décès, ne peut avoir lieu sans une autorisation, et que, dès lors, l'omission de cette formalité rentre dans les termes de l'art. 358. Telle est aussi la décision consacrée par la Cour de Douai (1). »

INHUMATION D'UN FŒTUS. — « Lorsqu'il n'y a pas eu accouchement, mais bien avortement, il n'y a pas d'enfant, car ce nom ne saurait être donné à l'embryon informe qui en provient, et par conséquent il n'y a pas de décès; il serait donc sans objet et presque toujours impossible d'appliquer dans cette hypothèse les lois relatives aux inhumations. »

LEVÉE DU CORPS SANS AUTORISATION. — Les ecclésiastiques qui procèdent à la levée d'un corps et aux cérémonies religieuses sans autorisation, ne sont pas passibles des peines portées par l'art. 358. Il existe, à la vérité, le décret du 4 thermidor an XIII. « Mais, d'abord, disent les jurisconsultes précités, aucune loi spéciale n'est venue sanctionner cette disposition, et l'art. 358 ne punit ensuite que ceux qui *auront fait inhumer*, et par conséquent non pas ceux qui ont assisté à l'inhumation, mais ceux-là seulement à qui la loi impose le devoir de faire les déclarations légales, et qui ont pris les dispositions nécessaires pour cette

(1) Arr. Douai, juill. 1829. (*Journal du Dr. crim.*, p. 296.)

inhumation. Cette interprétation a été consacrée par un arrêt de la Cour de cassation (1) : » arrêt également applicable aux maires, adjoints et autres personnes énoncées dans le décret du 4 thermidor an XIII.

INHUMATIONS PRÉCIPITÉES. — « L'art. 358, après avoir prévu, dans son premier paragraphe, ainsi que le font observer MM. Hélie et Chauveau, les inhumations clandestines, s'occupe dans le second des inhumations précipitées. L'inhumation est précipitée, lorsqu'elle a été faite avant l'expiration des vingt-quatre heures depuis le décès, hors les cas prévus par les lois et règlements (art. 77 Code civil), et, en outre, quand elle a été faite par les visites prescrites par différentes dispositions légales. »

« Le délai de vingt-quatre heures peut être abrégé : 1° lorsqu'il s'agit du corps d'un supplicié (art. 83 du Code civil) ; 2° lorsque, par mesure de salubrité, l'officier public donne l'ordre d'une prompte inhumation. »

« Le délai de vingt-quatre heures doit, au contraire, se prolonger jusqu'à ce que les vérifications prescrites par la loi aient été accomplies, 1° toutes les fois qu'il y a des signes ou indices de mort violente (art. 81 du Code civil) ; 2° lorsque des ouvriers ont péri par accident dans l'exploitation d'une mine (2). »

« On a voulu considérer comme une inhumation précipitée le fait d'exercer l'opération césarienne sur un cadavre avant l'expiration des vingt-quatre heures depuis le décès ; la Cour de

_____

(1) Arr. cass., 27 janv. 1832. (*Journ. du Dr. crim.*, 1832, p. 61.)

(1) L'art. 18 du décret du 13 janv. 1813, porte : « Il est expressément prescrit aux maires et autres officiers de police de se faire représenter les corps des ouvriers qui auraient péri par accident dans une exploitation, et de ne permettre leur inhumation qu'après que le procès-verbal de l'accident aura été dressé conformément à l'art. 81 du Code civil, et sous les peines portées dans les art. 358 et 359 du Code pénal. »

Cassation (1) a dû rejeter cette prétention, en déclarant que ce fait ne constitue pas une contravention aux lois et règlements sur les inhumations. »

MM Hélie et Chauveau ont signalé une lacune assez grave concernant les dispositions sur la police des sépultures ; c'est qu'elles n'ont pas de sanction. « En effet, aux termes de l'art. 16 du décret du 23 prairial an xii, les lieux de sépulture, soit qu'ils appartiennent aux communes, soit qu'ils appartiennent aux particuliers, sont soumis à l'autorité, police et surveillance des administrations municipales. Mais la *loi n'a prescrit aucunes peines contre les infractions aux dispositions prises par ces administrations»*. La Cour de cassation a cherché à combler cette lacune de la loi par des arrêts successifs : la question est restée en litige.

Ayant obtenu *l'autorisation d'inhumer*, on est libre de procéder à l'inhumation dans tout autre endroit que dans le cimetière.

Art. LII. — CONSIDÉRATIONS GÉNÉRALES SUR LA LÉGISLATION FRANÇAISE.

Destinées à s'opposer principalement aux jugements erronés sur la mort qui conduisent droit aux inhumations précipitées, les lois, en raison de leurs défectuosités, restent quelquefois sans puissance. Éluder la loi est facile, et il arrive encore que l'on porte en terre des vivants en état de mort apparente. M. le professeur Orfila (2) dit : « Les dispositions législatives, actuellement en vigueur, relatives aux inhumations, en supposant

(2) Arr. cass., 1er mars 1834. (*Journ. du Dr. crim.*, 1834. p. 235.)

(1) *Loc. cit.*, t. II. p. 2.

même *qu'elles soient rigoureusement observées*, *peuvent ne pas empêcher,* dans certains cas, *que l'on n'enterre des individus vivants.* »

Cependant, les *ordonnances* de police, les *décrets*, les *arrêtés*, témoignent assez des soins vigilants de la magistrature pour changer la loi dans ses mauvaises dispositions, pour la modifier, pour l'améliorer. Ces changements utiles, nécessaires, habilement mis en pratique, évitent les malheurs qui parfois nous attristent. Pourquoi les améliorations apportées aux lois des inhumations ne seraient-elles pas mises en vigueur dans toute la France? Ce n'est guères, dans la capitale, et dans les grandes villes, que les enterrements prématurés ont lieu : il faut, pour en avoir une idée, entendre porter les jugements sur la mort par certains habitants des campagnes, et conclure de ce que l'on entend, ce qui arrive quelquefois. La législation, si puissante au moment de la naissance, devrait bien être également puissante et efficace au moment de la mort.

Les médecins, placés au premier rang pour juger les vices organiques de la législation relative aux décès, ont, de tout temps, fait de louables efforts pour s'opposer au danger des inhumations précipitées : ils se sont élevés courageusement jusqu'aux marches du trône pour réclamer, une *loi*, un *règlement*, enfin, le *droit de ne pas être enterré vivant.* Bruhier a présenté au roi un mémoire « *sur la nécessité d'un règlement général au sujet des inhumations et des embaumements.* » Travail plein d'intérêt et d'érudition, qui renferme l'idée de la création des vérificateurs des décès. Thiéry a également insisté sur l'urgence de soumettre les cadavres à une vérification légale. Dans son *Projet de règlement concernant les décès,* Davis a composé *huit articles* accompagnés de commentaires. M. Julia Fontenelle, voulant *apporter des améliorations à la législation*

*française dans la manière de vérifier et de constater vérita-
blement les décès,* a divisé en trente articles son projet de loi
sur les inhumations.

Un travail consciencieux mérite toujours des éloges : il ne
faut donc pas blâmer ces essais infructueux destinés à réformer
les lois. Cependant, reconnaissons que la science médicale, sur
son véritable terrain, conduit aux plus grands résultats, en indiquant la plaie sociale que le législateur doit cicatriser et guérir.
Le docteur Tacheron, ex-vérificateur des décès du Xe arrondissement, apercevant tout le danger qu'il y avait à laisser pratiquer les autopsies, même par un docteur en médecine, avant
la vérification légale, adressa un rapport motivé à M. de Cha-
brol, alors préfet de la Seine, et provoqua l'arrêté du 24 dé-
cembre 1821. C'est ainsi que les médecins, aux prises chaque
jour avec les difficultés de la pratique, deviennent la cause directe de quelques ameliorations. Étrangers à la rédaction des
lois, aux expressions techniques inhérentes à leur nature, évitons
la pente si douce dans nos écrits, de dicter des lois au pays :
éclairons l'autorité dans notre sphére d'action. Les lois ne s'im-
provisent pas ; elles s'élaborent peu à peu dans la conscience des
peuples, à la suite des pénibles tâtonnements de la pratique :
elles doivent être les fruits du temps, de l'expérience et de l'observation. Le *pouvoir légifère,* puisqu'on l'a ainsi nommé, devrait être rarement en action. Le pays le plus pauvre au moral
est le plus riche en lois; chaque loi étant destinée à règler le
droit, à supprimer un abus, à punir les délits et les crimes. La
loi de nature suffisait à nos premiers parents : c'était l'*âge d'or.*

Toutefois, le sage règlera sa conduite sur l'esprit du siècle
qui l'aura vu naître. En présence du danger des inhumations
précipitées, que la législation est impuissante à empêcher, il
réclamera les améliorations utiles et indispensables pour éviter
l'affreux malheur d'enterrer un vivant pour un mort. Il prou-

vera, les faits à l'appui, que le temps d'agir est venu ; que le crime de l'inhumation précipitée ne diffère en rien des autres crimes. Est-il donc impossible de prévenir les enterrements prématurés ? Bruhier rapporte que, pénétré des difficultés qui entravent la rédaction du *Règlement des décès,* un grand magistrat répondit : « Ce sont autant de raisons de plus pour le faire. »

Art. LIII. — DE LA DÉCLARATION DU DÉCÈS.

Il est vraiment pénible de penser que, sur la simple déposition d'un parent, d'un voisin et même d'un étranger, on enregistre partout en France l'heure du décès : que l'on délivre l'autorisation si grave de l'enterrement, sans l'examen préalable du cadavre par un médecin ou tout au moins par l'officier de l'état civil, puisque l'art. 77 du Code civil est formel à cet égard ; enfin, que la loi impuissante devant la difficulté, ignore si elle abandonne à la terre un être humain dans un état de mort réelle ou apparente, naturelle ou par suite d'un crime.

Dans plusieurs grandes villes de France, et surtout à Paris, lorsque la déclaration du décès a été faite, le maire délègue un médecin vérificateur pour constater si la mort est réelle. C'est une grande amélioration.

Art. LIV. — VÉRIFICATION DU DÉCÈS.

L'idée de soumettre le cadavre à un examen, avant de séparer le mort des vivants, n'est pas un usage qui soit propre aux temps modernes. A Rome, les libitinaires avaient pour fonctions de visiter les morts et d'assister aux funérailles : ils étaient à la fois *vérificateurs des décès et commissaires des morts.*

Les libitinaires n'étaient pas médecins ; ils ont dû nécessairement commettre les graves erreurs relatives aux morts apparentes signalées dans l'histoire. Confier à la science le soin de distinguer la vie d'avec la mort : c'est à la fois sagesse et justice. Les médecins seront, je n'en doute pas, les seuls agents de l'autorité appelés un jour à vérifier les décès. La loi ne forcera plus l'officier de l'état civil à faire l'examen des cadavres ; examen pour lequel il est tout-à-fait incompétent ; elle ne l'exposera plus à la risée du peuple quand, voulant visiter un corps mort, il prend des précautions minutieuses pour se préserver des mauvaises odeurs ; elle le fixera, à la mairie, où il saura toujours imposer le respect dû à sa position.

Que se passe-t-il dans les temps ordinaires à la campagne ? L'officier de l'état civil connaît son impuissance de juger les décès, et *les morts sont enterrés sans avoir été soumis à aucune vérification légale* : quelquefois, il y a examen du cadavre par l'agent de l'autorité ; quelquefois encore, le médecin, présent à l'événement, constate la mort : ce sont là des exceptions à la règle qui consiste à abandonner le mort à toutes les chances du hasard.

A Paris, les cadavres sont généralement soumis au contrôle éclairé des médecins vérificateurs des décès. La mort est placée devant un juge sévère et compétent. Ce juge n'est pas infaillible dans l'état actuel de nos connaissances médicales : il peut même se tromper fréquemment ; les deux problèmes à résoudre auprès du cadavre supposé, étant les questions les plus ardues de la science. Placé devant un corps humain en état d'inertie, il faut déterminer *immédiatement* la maladie qui a causé la mort. Combien de fois, auprès du lit des malades, alors que nous sommes entourés des plus vives lumières, n'éprouvons-nous pas de difficultés à porter *de suite* un diagnostic toujours exempt d'erreurs ! Placé devant un corps inanimé, le médecin vérificateur a encore mission pour constater la mort réelle ou apparente. La réponse doit être négative, à moins qu'il n'y ait coloration verte abdominale

La puissance médicale se révèle tout entière lorsqu'il faut constater une mort violente ou la suite d'un crime : elle pénètre la cause de la mort par l'examen attentif des altérations qui existent sur le corps : elle éclaire la justice, elle la dirige, et, disons-le à la gloire de la science, souvent elle a placé sous le glaive de la loi, après la vérification du cadavre dans l'expertise médico-légale, de grands criminels qui se croyaient à l'abri des poursuites judiciaires, en sachant leur victime dans l'empire de la mort.

L'institution des médecins vérificateurs des décès sera toujours appelée à rendre les plus éminents services à la société : elle est utile, nécessaire, indispensable aux peuples civilisés. Vérification légale des décès signifie impossibilité d'enterrer un vivant pour un mort, certitude de la révélation des crimes au foyer domestique. C'est l'espérance de l'impunité, aussi bien que les viles passions à satisfaire, qui guident les coupables et encouragent au crime. Détruisons jusqu'a cette espérance, ce sera un progrès réel. En organisant en France la vérification légale et médicale des décès, on peut mettre un terme aux inhumations précipitées.

De la certitude de la mort. — Comment doit-on constater la mort? Le signe unique et infaillible de l'extinction vitale est la coloration verdâtre du ventre.

Les autres *signes* et les *épreuves* n'établissent que de fortes présomptions ou des indices de la mort: les uns et les autres se rapprochent plus ou moins de la certitude : ils ne donnent pas la certitude elle-même. Après la coloration abdominale, les plus importants pour vérifier la mort sont :

1º L'abolition du mouvement et du sentiment ;

2º L'arrêt définitif de la respiration ou l'absence du murmure respiratoire à l'auscultation ;

3º L'arrêt définitif de la circulation ou le silence absolu du cœur et des artères à l'auscultation ;

4º L'immobilité absolue des organes du mouvement, et en particulier du cœur, sous l'influence de l'électricité.

ART. LV. — **TEMPS LÉGAL DES INHUMATIONS.**

L'article 77 du Code civil fixe l'inhumation à la vingt-quatrième heure après le décès, hors les cas prévus par les règlements de police.

L'heure de l'enterrement n'est donc pas fixe, invariable. Il est, au contraire, très-aisé en France, tantôt de l'avancer, tantôt de la retarder : ce qui, en d'autres termes, signifie clairement que l'autorité nous laisse libres d'attendre l'apparition du stigmate mortel avant que d'aller à la mairie faire la déclaration du décès. Ainsi, sans manquer à la loi, aussitôt qu'un malade semble rendre le dernier soupir, on pourrait à la rigueur attendre que le corps soit froid, provoquer la coloration verte abdominale, et acquérir la certitude de la mort.

Le législateur a pris arbitrairement un certain laps de temps pour fixer le terme légal de l'inhumation, à défaut d'avoir en puissance le signe infaillible de la mort. Connaissant le stigmate cadavérique, il eut, sans contredit, préféré le mettre dans son texte pour fixer invariablement l'heure convenable de séparer le mort des vivants.

La période arbitraire de vingt-quatre heures est toujours trop courte pour les maladies qui produisent la mort apparente : elle est la principale cause des enterrements précipités. L'hystérie, l'extase, l'asphyxie, la léthargie, ainsi qu'on en trouve des exemples dans les écrits de la science, conservent, aux yeux du vulgaire, le principe vital à l'état latent pendant des jours entiers ! Le corps vivant est, en apparence, semblable à un cadavre. Placez à côté de ces malades des ignorants ou des gens intéressés à les faire rayer du nombre des vivants, qu'arrivera-t-il ? le temps légal étant insuffisant pour constater toujours la mort, il s'en suivra évidemment les inhumations précipitées. Dans les épidémies, alors que tout est trouble et confusion, combien de fois le médecin de campagne ne trouve-t-il pas ses malades, jugés morts à son insu, enregistrés et cloués dans une horrible boîte impénétrable à tout regard exercé et instruit. On frémit à l'idée des crimes, des empoisonnements surtout, et des inhumations précipitées qui peuvent arriver dans ces temps de funeste mémoire. La terre couvre tout alors, et les erreurs et les crimes.

Une épidémie à la campagne a quelque chose de lugubre et d'effrayant. Les habitants s'évitent ; ils se renferment dans leurs maisons, et, là encore, les riches s'isolent les uns des autres dans la crainte de recevoir ou de communiquer le germe du mal qui sévit avec fureur. Les liens de famille paraissent rompus, et le fléau, qui décime tout, jeunes et vieux, riches et pauvres, bons, méchants, lâches, sans respecter les plus braves et les plus vertueux des hommes, semble ne pas avoir de frein dans sa rage dévastatrice. Qui juge la mort à la campagne ? La plupart du temps ce sont les femmes....... aussi dévouées à notre dernière heure qu'attentives à nos souffrances. Combien d'erreurs doivent être commises touchant la mort apparente !

Quel obstacle pouvons-nous opposer à des malheurs aussi terribles ? La connaissance du signe certain de la mort.

L'autorité a depuis longtemps reconnu toute la puissance du stigmate mortel. Dans les grandes chaleurs de l'été, alors que l'altération cadavérique fait de rapides progrès, elle pres-

crit, dans l'intérêt de l'hygiène publique, de hâter l'heure de
l'enterrement. D'où lui vient la certitude de la mort? De la
coloration verte abdominale. Si la teinte verdâtre est très-prononcée et que l'odeur de relent soit vive, la preuve du décès est
alors tellement évidente que l'officier de l'état civil ordonne
quelquefois après l'examen du cadavre, sans même avoir recours
au certificat du médecin de campagne, l'inhumation quelques
heures après la mort. Chacun sort de l'enterrement étant
bien convaincu qu'il était temps d'agir ainsi, par mesure de
salubrité. Aucune réclamation n'est venue affliger le législateur
dans ce genre d'inhumation précipitée. Qui pourrait douter
de la certitude de la mort en présence des premières traces
des altérations cadavériques? Législateurs et savants, reconnais-
sez que c'est la loi de nature qui parle, qui veut être suivie, et
qui se joue des calculs humains : c'est elle qui force votre loi
arbitraire à s'incliner, à fléchir de sa rigueur, enfin à accepter
pour l'heure de l'inhumation la coloration verte abdominale. Que
le terme fixé, prescrit par la nature, remplace donc le terme
variable et arbitraire de la loi pour séparer les morts des vivants,
et je ne crains pas d'affirmer que les enterrements précipités
seront à jamais bannis du sol de la France.

FIN.

BIBLIOGRAPHIE.

Louis — *Lettres sur la certitude des signes de la mort*, où l'on rassure les citoyens de la crainte d'être enterrés vivants, etc. Paris, 1752.

Bruhier. — *Dissertation sur l'incertitude des signes de la mort* et l'abus des enterrements précipités, par J.-B. Winslow, traduite et commentée. Ier vol. Paris, 1742 ; — le IIe vol. en 1745.

— — Mémoire sur la nécessité d'un règlement général au sujet des enterrements et des embaumements. Paris, 1746.

— — Addition au Mémoire précédent. Paris, 1746.

Grollmann (G.-W.). — *De putredine signo mortis minus certo.* Francfort-sur-l'Oder, 1794.

Nysten. — *Recherches de physiologie et de chimie pathologique,* pour faire suite à celles de Bichat sur la vie et la mort. Paris, 1811.

— — Sur la raideur cadavérique dans les *Mémoires* de la Faculté de médecine de Paris.

Orfila. — *Traité de médecine légale ;* 3e édit. Paris, 1836, t. II.

— — *Secours à donner* aux personnes noyées ou asphyxiées ; 4e édit. Paris, 1830.

Thiéry. — *La vie de l'homme respectée dans ses derniers moments.* 1785.

Bichat. — *Recherches physiologiques sur la vie et la mort ;* 5e édit., Paris. 1829.

Gruner. — *Diss. de signis mortis diagnosticis dubiis caute admittendis et reprobandis.* Jéna, 1788.

Gardane. — *Avisos interressantes sobre as mortes apparentes.* Lisbonne, 1790.

— — Avis au peuple sur les asphyxies ou morts apparentes et subites, contenant les moyens de les prévenir et d'y remédier, etc. Paris, 1774.

— — *Cathéchisme sur les morts apparentes, dites asphyxies, ou*

Instruction sur les différentes manières de combattre les espèces diverses de morts apparentes, etc. Paris, 1781.

Hufeland. — *Ueber die Ungewissheit des Todes und das einzige untrügliche Mittel sich von seiner Wirklichkeit zu überzengen.* Weimar, 1791.

Julia Fontenelle. — *Recherches médico-légales sur l'incertitude des signes de la mort* et les moyens les plus certains de constater les décès. Paris, 1833.

Winslow. — *An mortis incertæ signa minus incerta a chirurgicis quam ab aliis experimentis.* Paris, 1740.

De Gland. — *Mémoire sur les noyés,* etc. Lille, 1793.

Luga. — *Traitement des asphyxiés,* ou moyen de rendre impossible l'enterrement des personnes vivantes. Paris, 1804.

Davis. — *Projet de règlement concernant les décés,* précédé de réflexions : 1° sur l'abus des enterrements précipités ; 2° sur l'incertitude des signes de la mort ; 3° sur les moyens de rappeler à la vie, dans les cas de mort apparente. Verdun, 1806.

Anonyme. — *Lettres sur la sépulture* dans les églises, à M. de C... Caen, 1745.

Juchlus. — *De mortis signis.* Erfurt, 1745.

Himly. — *Commentatio mortis historiam causas et signa sistens.* Gottingue, 1794.

Brunnenthal. — *De incertitudine signorum vitæ et mortis.* Vienne, 1768.

Chaussier (HECTOR). — *Histoire des infortunés qui ont été enterrés vivants.* Paris, 1833.

Navier. — *Réflexions sur les dangers des inhumations précipitées,* et sur les abus des inhumations dans les églises, etc. Paris, 1775.

Portal. — *Instruction sur le traitement des asphyxiés* par les gaz méphytiques, les noyés, les enfants qui paraissent morts en naissant, etc..., avec des observations sur les causes de ces accidents et sur les signes qui distinguent la mort réelle de celle qui n'est qu'apparente. Paris, 1805.

Carré. — *De la mort apparente.* Thèse de la Faculté de médecine de Paris. 1845.

Chaussier. — *Table des phénomènes cadavériques.*—Rapport sur les enterrements précipités. Paris.

Camper. — *Dissertation anatomico-légale sur les signes de vie et de mort des enfants nouveau-nés.* Leeuwarden, 1774,

Riecke. — *De mortis signis.* Stuttgard, 1792.

Pichard. — *De la léthargie* et des signes qui distinguent la mort réelle de la mort apparente. 1830.

— — *Danger des inhumations précipitées* après une bataille. *Journal des sciences militaires,* t. XIX, 57ᵉ liv.

— — *Histoire abrégée de quelques affections* qui peuvent occasionner la mort subite. Indication des premiers secours à donner aux personnes qui en sont atteintes. 1838; 2ᵉ édit., 1843.

Platz. — *De signis mortis attenté explorandis,* specim. I-V. Leipsick, 1766-1767.

Deïmann. — *Sur la mort naturelle.* Amsterdam.

Desessartz. — *Discours sur les inhumations précipitées.* Paris, an vi.

Anschel. — *Thanatologia* seu in mortis naturam, causas genera ac species et diagnosin disquisitiones. Gotting., 1795.

Villeneuve (P.-E) — *Du danger des inhumations précipitées et des* moyens de les prévenir en concourant aux progrès de la science. Dijon. 1841.

Vigné. — *Traité de la mort apparente,* des principales maladies qui peuvent donner lieu aux inhumations précipitées, des signes de la mort. Paris, 1841.

Von-Dulx. — *De signis mortis rité œstimandis.* Hardervick, 1787.

Sue (J.-J.). — *Recherches physiologiques,* ou *Expériences sur la vitalité et le galvanisme.* Paris. 1803.

Sommer. — *Diss. de signis mortem hominis absolutam indicantibus.* Copenhague, 1833.

Plouquet. — *Diss. de signis mortis diagnosticis.* Tubingue, 1785, in-8°,

Pierret. — *Essai sur les signes qui distinguent la mort réelle de la* mort apparente, et sur les moyens de combattre cette dernière. Thèse. Paris, 1807.

Brunn. — *Vita et mors.* Bâle, 1618.

Vauswieten. — *De morte dubiá.* Vienne, 1778.

Vicq-d'Azyr. — *Essai sur les lieux et les dangers des sépultures.* Paris, 1778.

Tacheron. — *De la vérification légale des deces* dans la ville de Paris, et de la nécessité d'apporter dans ce service médical plus de surveillance. Paris, 1830.

Eschenbach. — *De apparenter mortuis.* Rostock, 1768.

Pearson. — *Disp. physica inauguralis de putredine animalibus port mortem superveniente.* Edim., 1774.

Curry. — *Observations sur les morts apparentes,* produites par une cause accidentelle, sans aucune maladie antécédente, et sans aucune lésion visible des organes ; accompagnées d'une *Instruction* sur les moyens de rappeler à la vie les asphyxiés. — Ouvrage publié à *Northampton,* et traduit par *Odier* de *Genéve.* 1800.

Menghim. — *Diss. de incertudine signorum vitæ et mortis.* Vindob., 1768.

Maret. — *Mémoire sur les moyens à employer pour rappeler à la vie* les personnes dans un état de mort apparente. Dijon, 1776.

— — *Dissertation sur les dangers des sépultures,* etc. 1773.

Piattoli. — *Saggio interno al luogo del sepellire. V.* Vicq-d'Azyr.

Janin (JEAN). — *Réflexions sur le triste sort des personnes qui, sous une apparence de mort,* ont été enterrées vivantes, ou Précis d'un mémoire sur les causes de la mort subite et violente, dans lequel on prouve que ceux qui en sont victimes peuvent être rappelés à la vie. Paris, 1772.

Jadelot (NICOLAS). — *De causis mortis subitanea.* Pont-à-Mousson, 1789.

Klein. — *De metallorum irritamento veram ad explorandam mortem.* Mayence, 1794.

Kirchmayer. — *Diss. de hominibus apparenter mortuis.* Wittemberg, 1670.

Leguern. — *Du danger des inhumations précipitées.* Paris, 1837.

Lenormand. — *Des inhumations précipitées.* Macon, 1843.

Lancisi. — *De subitaneis mortib: libri duo.* Rome, 1707.— Traduit en allemand par Fahner. Leipzick, 1790.

Beyschlac. — *Sylloge var. opuscul. de hominum à morte ressuscitatorum exemplis,* etc. Franck.

Bruand. — *Moyens de rappeler les noyés à la vie.* Besançon, 1763.

Dionis. — *Dissertation sur la mort subite,* avec l'histoire d'une fille cataleptique. Paris, 1709.

Cullen. — *Letter to lord Catheart concerning the recovery of persons drowned and seemingly dead.* — Lettre sur la manière de rappeler à la vie les personnes noyées et asphyxiées. Edimb. 1775.

Marc. — *Nouvelles recherches sur les secours à donner aux noyés et asphyxiés.* Paris, 1835,

Doppet. — *Des moyens de rappeler à la vie* les personnes qui ont toutes les apparences de la mort. Chambéry, 1785.

Dyrsen. — *Tableau des secours à donner dans les morts subites*, etc. (en allemand), Mémoires de la *Société économique de Livonie*. 1802.

Fahner. — *Von den Verchiedenen platzlichen Todesarden*, etc. (Lancisius). Leipsig, 1790.

Coringius. — *Diss. de vita et morte.* Hemlstadt, 1645.

Desgranges. — *Lettre à M. Prost, sur les moyens de rappeler à la vie* les enfants qui paraissent morts en naissant. Lyon, 1777.

— — *Supplément au Mémoire* sur les moyens de perfectionner l'établissement public, formé à Lyon, en faveur des personnes noyées, etc. Lyon, 1790.

Durondeau. — *Traité de la dyssenterie*, précédé d'un Mémoire sur les *signes infaillibles de la mort.* Bruxelles, 1789.

Durande. — *Mémoire sur l'abus de l'ensevelissement des morts* de Dijon, précédé de réflexions, par Thomassin, Strasb., 1789.

Fidelis (Fortuné). — *De relationibus medicorum libri quatuor*, etc... Le IVᵉ liv. : traité des signes de la mort réelle et de la mort apparente. Palerme, 1602.

Garmann. — *De miraculis mortuorum, prœmissa est dissertatio de cadavere et miraculis in genere.* Leipsig, 1670.

Haguenot. — *Mémoires sur les dangers des inhumations* dans les églises. Montpellier, 1748.

Dufay. — *Des vols d'enfants et des inhumations d'invidus vivants.* Paris, 1846.

Anonyme. — *Mémoires sur les sépultures hors des villes,* ou Recueil de pièces concernant les cimetières de la ville de Versailles. 1774 ; suivies de réflexions tirées d'Ollivier et d'Hubermann.

TABLE.

IIe PARTIE.

DE LA MORT.

IIIe PARTIE.

ÉPREUVES SUR LE CADAVRE.

IVᵉ PARTIE.

LE SIGNE CERTAIN DE LA MORT

APPLIQUÉ

A LA VÉRIFICATION DE LA MORT.

Ve PARTIE,

LOIS ET COUTUMES FUNÉRAIRES DES PEUPLES.

FIN DE LA TABLE